在宅ケア感染予防対策マニュアル

改訂版

ICHG 研究会 編

改訂版の巻頭によせて

　在宅医療の推進は、今後の高齢化社会において、ますますその重要性が高まってきた。在宅医療が診療報酬の中で次第に認められるようになってきたことにより、従来医療機関の中でのみ行われてきた高度な医療技術が、在宅において実施されるようになってきた。それに伴い、必然的に感染予防対策も重要な課題となってきている。

　しかし、在宅医療における、感染予防対策に関する参考となる書物は少なく、また、国際的に変貌する感染症に対応した情報が普及していない。我が国においても、感染症予防に関する法律が、101年ぶりに改正され、「感染症の予防及び感染症の患者に対する医療に関する法律」として平成11年4月1日に施行されたことにより、感染予防対策も大きな変貌を遂げようとしている。

　本書では、これらを踏まえ、在宅医療を受ける立場に立って、看護ケア中心に、患者や医療従事者の感染予防、それぞれの人権の保護、経済性、環境に配慮した感染予防対策を念頭においた上で、本書の対象者を、訪問看護ステーションに勤務する看護師として作成した。

　したがって、語句の専門性などは、看護師レベルを想定しているので、ヘルパーさんや家庭で看護に携わる方々には、看護師が本書の内容をかみ砕いて説明して頂けることを前提にした。

　本書における感染予防対策は、EBM(Evidence Based Medicine：根拠に基づいた医療)の考え方を中心に、以下の4項目に配慮を置いて作成した。

1. 患者が感染から保護されていること。
2. 医療従事者が感染から保護されていること。
3. 経済的・合理的な対策であること。
4. 環境に配慮した対策であること。

　また、総論的な基本に加え、具体的対策に関してもふれ、その場その場において複雑な操作が的確に判断応用ができるように、考え方を解説している。

　これら感染予防対策の基本が、自然に身につき安全な事故のない医療が営まれることを願ってやまない。

　2005年9月

ICHG研究会　一同

目次

本書の表記　（必ず、最初にお読みください） ……… 12

在宅ケアにおける感染予防対策のポイント ……… 14

I 感染予防対策の基本　16

1. 感染リスクの高低とリスクに応じた対策　16

1　感染リスクと消毒のレベル ……… 16
2　患者のケア及び処置に携わる人の手指について ……… 17
3　リスクアセスメントの重要性 ……… 18

2. 感染経路と予防対策　20

1　感染を成立させる要因 ……… 20
2　感染経路の把握 ……… 21
3．標準予防策(ユニバーサルプレコーション)の基本的考え方 ……… 24

II 感染予防対策の具体的実践　27

1. 手洗い　27

1　はじめに ……… 27
2　手洗いの必要性 ……… 28
3　手洗いの種類 ……… 29
4　手洗いの手順 ……… 31
5　手洗いの方法 ……… 33
6　いつ手を洗うか、何を用いて洗うか ……… 34
7　訪問先で手洗い場が使用できない場合 ……… 37
8　手荒れの対策 ……… 38

2. 口腔ケアとうがい　39

　1　口腔ケア　40
　2　うがい　42

3. 手袋、プラスチックエプロン、サージカルマスクの取扱い　45

　1　手　袋　45
　2　プラスチックエプロン　50
　3　サージカルマスク　52

4. 訪問看護師等、患者及び家族に対する感染予防対策の教育・研修　54

　1　教育とフォローアップについて　54
　2　健康管理　55

5. リネン類の洗濯　57

　1　リネン類取扱いのチェックポイント　58

6. 針刺し事故防止の注意　59

　1　針の取扱い　59
　2　針及び鋭利物の廃棄　60

7. 在宅医療廃棄物の取扱い　61

　1　在宅医療廃棄物の種類　61
　2　在宅医療廃棄物取扱いの注意　63
　3　在宅医療廃棄物の具体的な処理　64

8. 食器類の取扱い　68

9. 食中毒の予防　70

　1　食中毒の原因と対策　70
　2　食品取扱い時の注意　71

3　調理者が注意すること　　　　　　　　　　　　　　　72
　　　4　調理器具の取扱い　　　　　　　　　　　　　　　　73

10. 清掃　　　　　　　　　　　　　　　　　　　　　74

　　　1　寝　室　　　　　　　　　　　　　　　　　　　　74
　　　2　清　掃　　　　　　　　　　　　　　　　　　　　75

11. 在宅医療と消毒・洗浄　　　　　　　　　　　　　77

　　　1　滅菌・消毒とは　　　　　　　　　　　　　　　　77
　　　2　消毒の方法　　　　　　　　　　　　　　　　　　78
　　　3　消毒の3要素　　　　　　　　　　　　　　　　　80
　　　4　消毒剤の使用上の基本原則　　　　　　　　　　　81
　　　5　消毒剤の選び方　　　　　　　　　　　　　　　　83
　　　6　消毒技法　　　　　　　　　　　　　　　　　　　87
　　　7　消毒剤の濃度表示と希釈方法　　　　　　　　　　90
　　　8　目的別消毒方法　　　　　　　　　　　　　　　　91

12. 在宅における洗浄・消毒に必要な物品　　　　　97

　　　1　洗　浄　　　　　　　　　　　　　　　　　　　　97
　　　2　消　毒　　　　　　　　　　　　　　　　　　　　98

13. ディスポーザブル製品の取扱い　　　　　　　101

　　　1　保管方法　　　　　　　　　　　　　　　　　　101
　　　2　取扱い方法　　　　　　　　　　　　　　　　　101
　　　3　廃棄方法と再使用禁止について
　　　　（注射器、点滴セット、カテーテル、チューブ類、ガーゼ等）　102
　　　4　在宅医療での物品の消毒方法　　　　　　　　　102

III　在宅ケアと感染症　　　　　　　　　　　　105

1. MRSA感染症患者のケア　　　　　　　　　　105

　　　1　MRSA感染症とは　　　　　　　　　　　　　　105
　　　2　MRSAの感染経路と感染リスク　　　　　　　　108
　　　3　MRSA患者のケアの留意点　　　　　　　　　　109

2. 疥癬患者のケア　113

1　疥癬とは　113
2　疥癬の感染経路と感染リスク　114
3　疥癬患者のケアの留意点　115

3. ウイルス肝炎患者（HBV、HCV）、HIV感染症患者のケア　116

1　ウイルス肝炎（HBV、HCV）、HIV感染症とは　116
2　ウイルス肝炎・HIV感染症の感染経路と感染リスク　116
3　ウイルス肝炎患者（HBV、HCV）、HIV感染症患者のケアの留意点　117
4　ウイルス肝炎患者、HIV感染症患者の日常生活における留意点　118

4. インフルエンザ患者のケア　119

1　インフルエンザとは　119
2　インフルエンザの治療　119
3　インフルエンザの感染経路と感染リスク　121
4　インフルエンザ患者のケアの留意点　121

5. 結核患者のケア　123

1　結核とは　123
2　結核の感染経路と感染リスク　124
3　結核患者のケアの留意点　125

IV　在宅ケアと処置　126

1. 褥瘡患者のケア　126

1　褥瘡とは　126
2　褥瘡患者の感染リスクと感染予防対策　134
3　褥瘡患者のケアの留意点と手順　134

2. 在宅尿道留置カテーテル施行患者のケア　137

1　尿道留置カテーテルとは　137

  2　尿道留置カテーテル患者の感染リスクと感染予防対策　137
  3　尿道留置カテーテル患者のケアの留意点　139
  4　導尿を必要とする患者のケアの留意点　143

3. 在宅中心静脈栄養法（HPN）施行患者のケア　144

  1　HPNとは　144
  2　HPN施行患者の感染リスクと感染予防対策　145
  3　輸液剤の調製準備　145
  4　HPN施行患者のケアの留意点　147
  5　HPN施行時の入浴・シャワー時の注意　150
  6　カテーテル感染が起きてしまった時　151

4. 在宅経管栄養施行患者におけるケア　152

  1　在宅経管栄養とは　152
  2　在宅経管栄養患者の感染リスクと感染予防対策　152
  3　在宅経管栄養患者のケアの留意点　153

5. 在宅自己腹膜灌流法（CAPD）施行患者のケア　156

  1　CAPDとは　156
  2　感染リスクと感染予防　156
  3　CAPD施行患者のケアの実際と留意点　158
  4　CAPDバッグの処理方法　159

6. 人工肛門造設・人工膀胱造設患者のケア　160

  1　人工肛門造設患者のケアの実際　160
  2　感染リスクと感染予防対策　160
  3　人工肛門造設患者のケアの実際　162
  4　廃棄物の処理について　162
  5　日常生活について　162
  6　人工膀胱等の造設患者のケアの留意点　163

7. 在宅呼吸管理患者のケア　166

  1　在宅呼吸管理とは　166
  2　在宅呼吸管理患者の感染リスクと感染予防対策　167
  3　在宅呼吸管理患者のケアの留意点　168

8. 死亡時の感染予防対策　　　170

　　1　死亡の確認　　　170
　　2　宗教・儀式　　　170
　　3　処置の準備　　　170
　　4　最終処置　　　171
　　5　患者の所持品　　　172
　　6　部屋の最終清掃　　　172
　　7　死後の処置に必要な消毒剤　　　173

V　在宅ケアにおける諸注意　　　174

1. 面会者の注意　　　174

2. 日常生活に対する心がけ― 新寝たきり老人ゼロ作戦 ―　　　175

3. 病院と老人施設・在宅ケアの違い　　　177

4. デイケア・デイサービスについて　　　180

コラム

　　医療行為における無菌操作　　　18
　　易感染性患者と免疫低下患者について　　　19
　　A型肝炎の感染予防対策　　　73
　　寝室のほこりを減少させるメリット　　　76
　　24時間風呂・加湿器とレジオネラ肺炎　　　76
　　医薬品、医薬部外品、雑貨の違いについて　　　95
　　漂白剤を消毒剤として選択する時の注意　　　96
　　電子レンジの利用　　　98
　　水の種類について　　　99
　　退院するとMRSAが消えるといわれているのは何故？　　　112
　　保菌状態と感染症が発生している状態　　　112
　　インフルエンザと風邪　　　120
　　インフルエンザ桿菌と肺炎球菌　　　120

飛沫感染と空気感染 ·· 124
　　ドレッシング材とは ·· 133
　　カテーテルとは ·· 151
　　経皮内視鏡的胃瘻造設術 ·· 155
　　腹膜炎とは ·· 157
　　院内感染・病院感染 ·· 179
　　感染予防と定期的短期入院 ·· 180

編集後記 ·· 182

会員一覧 ·· 183

● 索　引　　　　　　　　　　　　　　　　　　　　　187

イラスト：後藤　恵　ほか

在宅ケア感染予防対策マニュアル

本書の表記

「本書の表記」は最初に目を通してからお読みください。

● 車マーク： 🚗　と　家マーク： 🏠

> 　看護師、介護福祉士、ヘルパー、ボランティア等外部から患者のケアに携わる人と、家族等、同居している患者のケアに携わる人では、感染予防対策の内容が異なる場合がある。
> 本書では、以下のようにマークをつけて表記した。
>
> 🚗 のマークは、保健師、看護師、介護福祉士、ヘルパー、ボランティア等外部から患者のケアに携わる人を対象とした記述
> ① 同居家族以外の人がケアする場合
> ② 複数の家庭を訪問ケアする場合
> ③ 家族であっても別居していて、親等のケアにあたる場合
> ④ 介護専門従事者等
>
> 🏠 のマークは、家族等、同居患者のケアだけに携わる人を対象とした記述

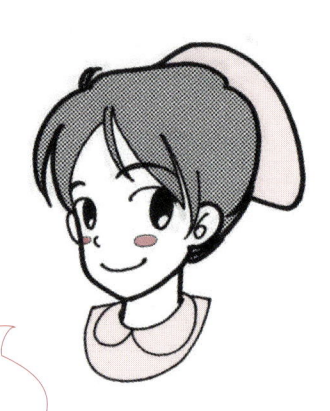

このページは、本書を読む前に必ず目を通してください

● 表現の統一

文章を簡素化するため、以下のように表現を統一した。
訪問看護師等： 保健師、看護師、介護福祉士、ヘルパー、ボランティア等外部
　　　　　　　から複数の患者のケアに携わる人
家族等： 特定の患者のケアだけに携わる人
患　者： ケアをうける人

本書では、ケアを受ける人のうち感染予防対策が必要な人は何らかの医療行為を受けることから、ケアを受ける利用者を「患者」と記載を統一した。

● 温度の表示（第14改正日本薬局方通則）

標準温度：20℃	冷水：10℃以下
常温：15～25℃	微温湯：30～40℃
室温：1～30℃	温湯：60～70℃
微温：30～40℃	熱湯：約100℃
冷所：別に規定するもののほか、15℃以下	

在宅ケアにおける感染予防対策のポイント

感染予防対策は、日常の看護業務の中で、重要な項目の一つである。

病院における在院日数の短縮、介護保険の導入等、医療環境が大きく変化している。在宅医療の充実に伴い、高度医療が在宅でも行われるようになったことから、在宅においても感染予防対策の正しい知識の普及が必要となっている。

在宅における医療に従事する者の役割として、

> 1. 日常生活のケア
> 2. 医療行為に伴うケア
> 3. 在宅医療環境の整備
> 4. 医療器具・器械、医療用具、医療材料、医薬品（消毒剤等）の管理
> 5. 他職種との連絡調整

等がある。

これらの業務のすべては感染予防対策に配慮してケアする必要がある。特に在宅における三大感染症と言われている、肺炎・褥瘡・尿路感染症の予防的ケアは、在宅医療の継続性と、患者のQOL（Quality of Life）に大きく影響を及ぼす。また、患者ケアに関わる医療スタッフは、医師、看護師等のみならず、コメディカル、ヘルパー、家族等多くの職種の人々の連携プレーでもある。

在宅医療という環境の中で、感染予防対策の観点から考えられる問題点は、

> 1. 在宅医療の高度化に対する対応が整っていない。
> 2. 感染予防対策に関する知識・認識が不十分である。
> 3. 洗浄・消毒をする環境が整備されていない。
> 4. 基本的な清潔・不潔の区別、ケアの欠落・省略に対する問題意識が欠如している。
> 5. ケアの標準化と継続性の確保が必要である。

等があげられる。

その問題点に対する解決策としては、

> 1. 感染予防対策の基本〔感染リスクと対策のレベル・感染経路別予防対策・標準予防策（ユニバーサルプレコーション）〕を習得する。
> 2. 在宅医療関係者に対する教育・指導を行う。
> 3. 家族と医療担当者が在宅チーム医療の推進を図り、継続性のある良質なケアを行う。

感染予防対策は、「できない」「しない」「仕方ない」「わからない」ではなく、常に患者の立場に自分を置き換えて対策を考えてみることも忘れてはならない。

近年、EBM（Evidence Based Medicine）「根拠に基づく医療」の推進が叫ばれている。EBMとは、単に根拠になる文献があれば良いのではなく、根拠と同時に、その文献・根拠を批判的に吟味し、患者への適応の妥当性を考慮し、その上に、患者の価値観、意向を配慮して行う医療のことである。常に、看護の基本、看護の原点に立ち返り、日常のケアを行う。

● 在宅ケアにおける感染予防対策のポイント

> 1. 感染リスクに応じた対策の実施
> 2. 感染経路別予防対策の実施
> 3. 標準予防策（ユニバーサルプレコーション）の実施
> 4. 患者の価値観、意向に配慮した医療の実施。

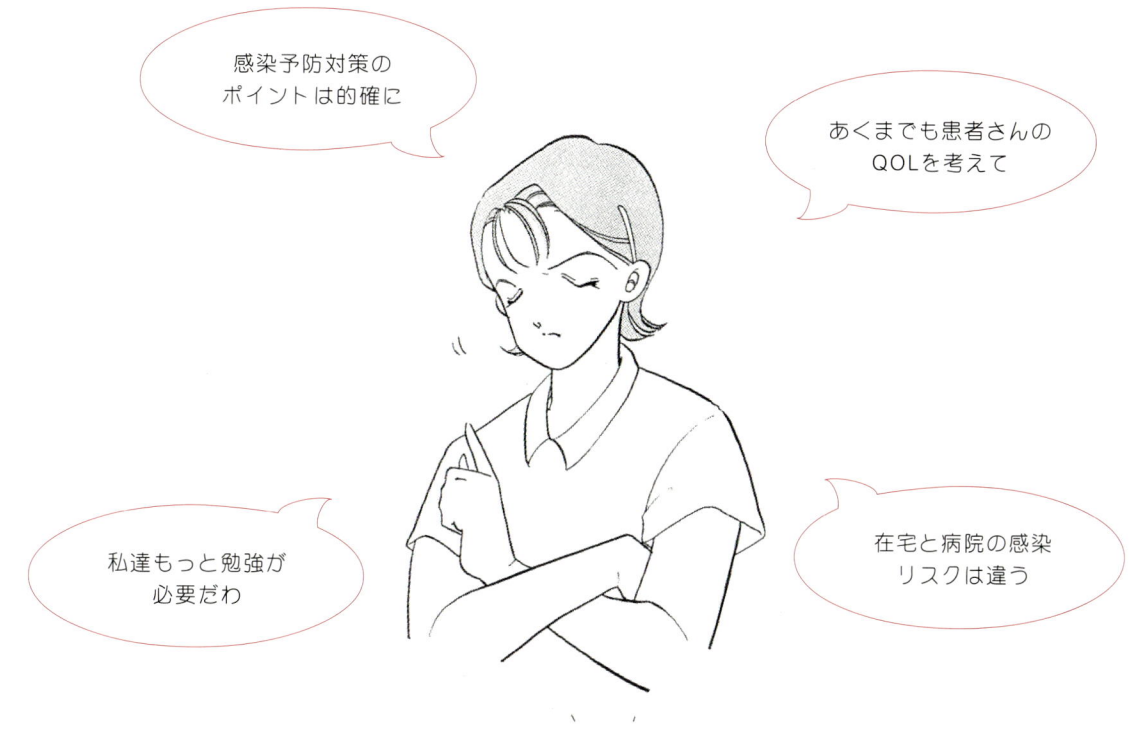

1 感染予防対策の基本

1　感染リスクの高低とリスクに応じた対策

　感染予防対策を行う場合、「やらないよりはやったほうが良い」という考えに基づくと、あらゆる器具を滅菌してみたり、いたるところに消毒剤を使ったり、やたらとディスポ製品に切り換えたりしがちである。これでは、お金や時間や人手がいくらあっても足りない。逆に、洗っていない手で傷口をむやみに触ったりすると、感染症を引き起こしかねない。このようなことを防ぐために、「感染のリスク」を考える必要がある。

1 感染リスクと消毒のレベル

　感染リスクはその対象によって、高いリスクから低いリスクまでに分けることができる。皮膚を貫通して直接体内に導入される器具・器械は滅菌が必要である。一般に皮膚に直接触れることのないもの、傷のない正常な皮膚に接するものについては、滅菌や消毒の必要はなく、洗浄及び乾燥が重要となる。

表1　感染リスクとそれに応じた対策

リスク	考え方	対策レベル	例
高リスク High risk	皮膚又は粘膜を通過して直接体内に接触又は導入されるもの	滅菌	手術器具、注射針、ドレッシング材*等
中間リスク Intermediate risk	粘膜に接するもの、易感染患者に使用するもの、体液又は病原体等に汚染されたもの	消毒	胃内視鏡、呼吸器外回路等
低リスク Low risk	傷のない正常な皮膚に接するもの	洗浄及び乾燥	トイレ、洗面台、リネン等
最小リスク Minimal risk	皮膚に直接触れないもの	洗浄及び乾燥	床等

＊：包帯、滅菌ガーゼ等

❷ 患者のケア及び処置に携わる人の手指について

　感染の伝播経路はさまざまな経路が考えられる。交差感染を起こすリスクは何が高く可能性が大かを考えてみると、患者のケア及び処置に携わる人の手指が重要であることがわかる。室内を含めた環境（床・壁・天井等）や一般に正常な皮膚が触れる寝具、洗面台、便座は清掃さえきちんと行われていれば大きな問題は起きにくい。一方、患者のケア及び処置に携わる人の手指は患者の体液や排泄物に触れる可能性が大きく、傷やカテーテルの管理等の無菌操作も行うことから、感染予防対策を考えるとき比重が大きいことがわかる。患者のケア及び処置時に手洗いや手指消毒がどれだけ完全にできているかは重要なポイントである。

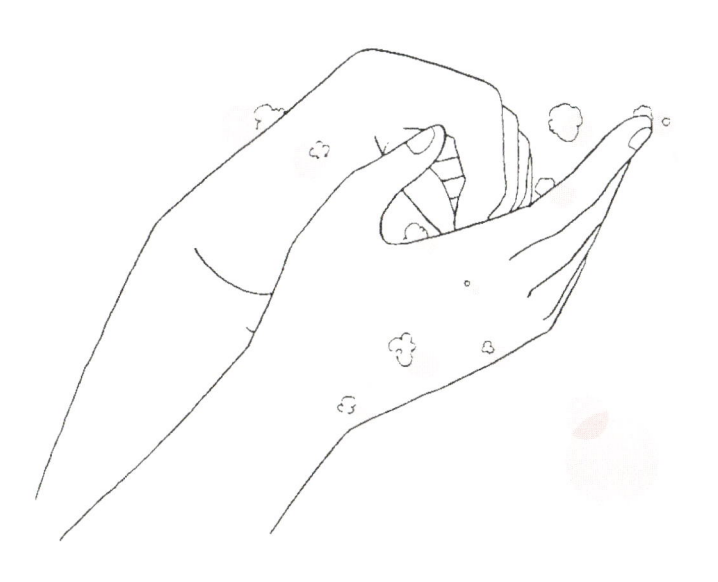

❸ リスクアセスメントの重要性

　感染予防対策は種々のバランスの上に成り立っている。手洗いだけすればほかは不要ということではない。むやみやたらに感染予防対策を行っても意味がない。この器具は何に使うのか、次はどのような操作をするのかを考えることより、正しいリスクアセスメント（リスク評価）を行えば、どのような対策が必要なのかがわかる。

> **Column　医療行為における無菌操作**
>
> 　医療行為における無菌操作は、感染リスクが高リスクに分類される。例えば、皮膚や粘膜を貫通して器具・器械等を体内に直接挿入する行為や、創傷の処置、カテーテルの管理時に必要とされる操作をいう。
> 具体的手順は、
> ○ 使用する器具・器械で、体内に挿入するものは、滅菌されたものを使用する。
> ○ 消毒剤で手洗いし、滅菌済手袋を着用する。
> ○ 必要に応じて、サージカルマスク、帽子、滅菌済ガウン、又はプラスチックエプロンを使用する。
> ○ 滅菌済セッシを用いてノータッチで操作する場合もある。
>
> 　HPN（在宅中心静脈栄養）の輸液の調製、注射剤のミキシングの場合も同様の手順で行う。いずれの場合も、ほこりの少ない場所で行う。
> 　ほこりが落ち着くまで30分以上かかるので、清掃はそれまでに終わらせること。

1 感染リスクの高低とリスクに応じた対策

> **Column　易感染性患者と免疫低下患者について**
>
> 　易感染性患者と免疫低下患者は、感染を受けやすいという点では同じである。易感染性患者とは、皮膚や粘膜のバリヤーが破壊されて、感染を受けやすくなっている状態の患者をいう。
> - 尿道留置カテーテルが挿入されている患者
> - CV等のカテーテルが挿入されている患者
> - 気管切開患者
> - 血液透析患者
> - 創傷（褥瘡、手術創）患者
> - 未熟児等
>
> 　当然、免疫も低下している場合もあるが、免疫が低下していなくても、これら皮膚や粘膜のバリアーが正常ではない上記のような場合は、感染を受けやすくなる。
>
> 　免疫低下患者とは、免疫機能の低下している状態の患者をいう。
> - 免疫抑制剤の投与を受けている患者
> - 抗がん剤等の投与を受けている患者
> - 白血球が減っている患者
> - AIDS患者
> - 臓器移植等の術後患者等
>
> 　免疫低下患者は、内因性の感染症にも注意が必要である。

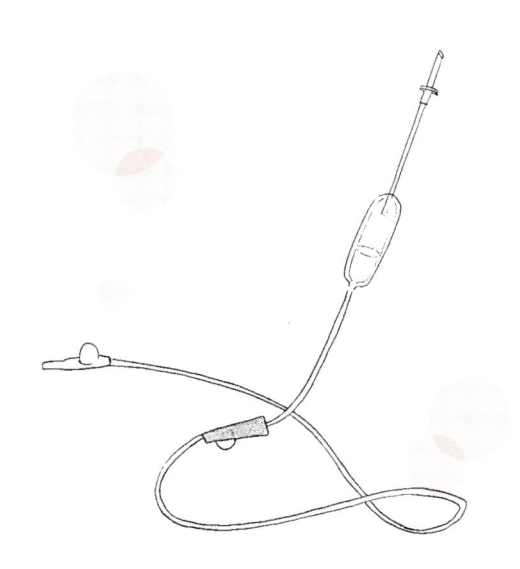

2　感染経路と予防対策

なんらかの感染経路によって外因性に感染を生じる疾患については、一次感染経路と二次感染経路のそれぞれについて考慮し、同時に病原体の性質をよく理解することにより、効果的な感染予防対策を行うことができる。

一方、病原体が未同定の場合は、標準予防策（ユニバーサルプレコーション）の実施が必須である。

❶ 感染を成立させる要因

感染を成立させる要因として、①感染源（病原体の量と病原性）、②感染経路、③宿主（侵入門戸の存在及び免疫〈感受性〉状態）の3つがあげられる。通常、病原体と宿主の免疫状態をコントロールすることは困難であるため、感染のリンクを断つためには、図1に示したように感染経路を遮断することが基本になる。

感染症が発症する要因が重なり、チェーンのように繋がると感染症が起こる。これを感染のリンク（連鎖）という。感染予防対策の原則は、感染のリンクを断つことである。

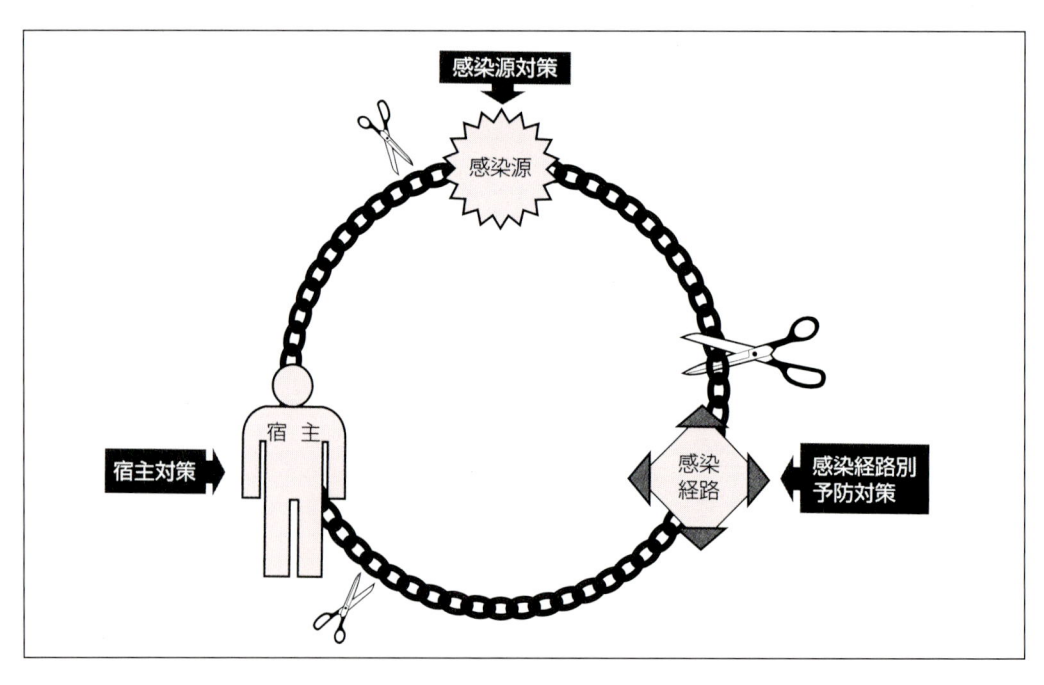

図1　感染のリンクと感染予防対策

❷ 感染経路の把握

　感染を予防するために最も有効な手段は、感染経路の遮断である。感染経路別に考えれば対策も立てやすくなる。また、感染経路をきちんと把握し説明していくことにより、患者や家族に対する周囲の感染に関する誤解も解消される。

●● 感染症の成立要件 ●●

> 1. 病原体の存在
>   （発症に必要な病原体量は病原体によって異なる）
> 2. 感染経路の存在
> 3. 病原体侵入部位の存在
> 4. 患者の免疫状態（感受性）

表2　感染経路別予防対策

主な疾患の感染経路と感染予防対策

感染の種類		感染媒体	主な疾患	主な対策
空気感染		蒸発物の小粒子残留物（5μm以下の粒子）飛沫核が、空気の流れにより拡散する。	結核、麻疹、水痘、レジオネラ肺炎（一次感染）	・特別な空気の処理、換気が必要 ・微粒子（N95）マスクの使用等
飛沫感染		微生物を含む飛沫が短い距離（1m以下）を飛ぶ。飛沫（5μm以上の粒子）は床に落ちる。	髄膜炎、ジフテリア、肺炎（H.influenzae、マイコプラズマ、百日咳等）ウイルス感染症（アデノウイルス、インフルエンザ、流行性耳下腺炎、風疹等）	・標準予防策の実施 ・手洗いの実施 ・防御具（手袋・プラスチックエプロン・サージカルマスク・ゴーグル等）の使用 ・清掃等
接触感染	直接接触感染	直接接触して伝播する。皮膚同士の接触、患者ケア時等	・消化器、呼吸器、皮膚あるいは創の感染症、又はコロニー形成 ・MRSA、VRE、病原性大腸菌O157等の感染症 ・環境内に長期生存し、微生物量が少なくて感染する疾患 ・伝染性が高い皮膚疾患ウイルス性出血性感染症等	・標準予防策の実施 ・手洗いの実施 ・防御具（手袋・プラスチックエプロン・サージカルマスク・ゴーグル等）の使用 ・清掃等
	間接接触感染	感染源が何かを介して間接的に伝播する。患者ごとに交換されない手袋等		

> **Memo** どうして結核は空気感染なのか？ 飛沫では感染しないのか？
>
> 　結核菌は、細胞表面にWAX（ロウ）を持つので乾燥に強く、空気中に放出されたときは1〜4個ぐらいにばらけて飛散し、5μm以下の飛沫核となり、肺胞まで吸入される。肺胞では、常在細菌叢が存在しない。マクロファージに貪食されるが、死なずに生息する。免疫がなければ、結核菌は2分列に要する時間が長いので（12時間以上）、2〜6ヵ月かけて発病する。
>
> 　仮に、結核排菌患者の飛沫を直接浴びて口腔内に結核菌が付着しても、口腔内には常在細菌叢が存在し血清成分等がなく、結核菌に適した栄養環境ではないため、結核菌は生息できない。結核菌は分列速度も遅く、ブドウ球菌等に淘汰されてしまう。飛沫を直接浴びても飛沫核を肺胞まで吸入することはないので、結核は飛沫では感染しない。

●● 結核の感染予防対策 ●●

- 飛沫核の発生を防止する。患者が咳をしているときは，サージカルマスクをしてもらう。
- 免疫のないヒト（ツ反陰性）が飛沫核の吸入をしないようにする。（微粒子マスク[N95]の着用。）
- 換気を十分に行う。
- 窓を開けて外気を取り込む。

注意するポイント

① 空気感染と飛沫感染を混同しない。
② 疾患によっては複数の感染経路がある。
③ 二次感染の報告のない感染症もある（例：レジオネラ肺炎）。
④ MRSA等の接触感染において最も注意する感染経路は、患者のケア・処置時に携わる人の手指を介した交差感染である。

●● 空気感染と飛沫感染の違い ●●

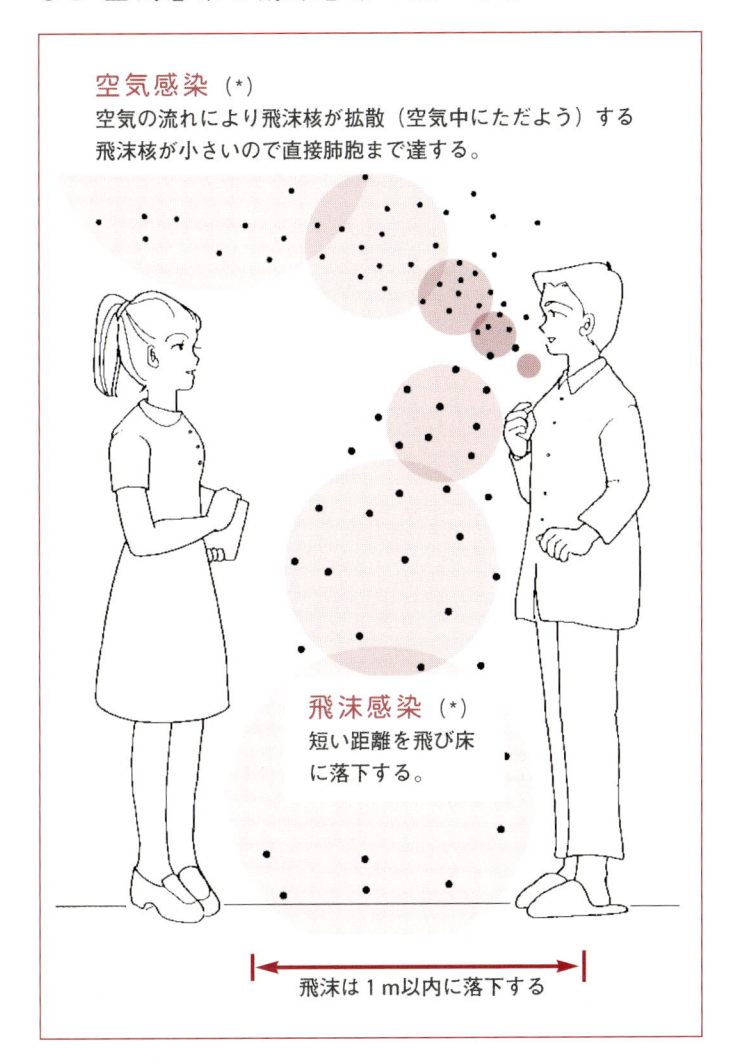

空気感染（*）
空気の流れにより飛沫核が拡散（空気中にただよう）する
飛沫核が小さいので直接肺胞まで達する。

飛沫感染（*）
短い距離を飛び床に落下する。

飛沫は1m以内に落下する

Memo　インフルエンザは飛沫感染なのになぜ手洗いが重要？

　インフルエンザや，SARS（Severe Acute Respiratory Syndrome）は気道疾患で，感染経路は飛沫感染に分類される。しかし，実際の対策では接触感染対策を行う。理由は以下のとおりである。
　咳をしたときに飛沫が飛び，飛沫は1m以内に落下する。一方，患者は咳の瞬間自分の利き手を口に持って行き，自分の手に気道粘液を大量に付着させてしまう。その手でどこか（例えばトイレに行けば，ドアノブ，水道のカラン等）に無意識に触れると，手が触れたところにその気道粘液が付着することになり，結果としてあちらこちらを病原体で汚染させていくことになる。
　しかし院内や飛行機の機内，公共施設等では，触れたところをその都度，清拭や消毒をすることはできない。そのような状況下では，手洗いという基本行為が感染予防対策上最も有効となることがわかる。
　なお，呼吸器疾患のみならず，アデノウイルス疾患も接触感染対策が重要となる。

3 標準予防策（ユニバーサルプレコーション）の基本的考え方

　標準予防策（ユニバーサルプレコーション：Universal Precautions, UP）は、1985年にアメリカ合衆国で主にHIV感染予防のための「血液予防対策」として、とくに医療従事者の保護を中心に考え出された注意事項である。すべての患者の血液は未同定であり、感染の可能性のあるものとして取り扱い、針刺し事故の予防や血液曝露に対する対策を講じようとする考え方である。

　1987年になって、生体物質隔離策（Body Substance Isolation, BSI）と呼ばれるシステムが提案され、対象範囲を血液に加えて、患者の湿性体液、排泄物へと広げた。その後、いくつかの項目が病院における医療の内容に沿った形に変えられ、アメリカ国内やヨーロッパへと広まっていった。1996年2月に病院隔離予防策ガイドラインがアメリカ防疫センター（Centers for Disease Control and Prevention, CDC）より発表された。ここには、生体物質隔離策に不足している手洗いや、他の呼吸器系疾患、結核等予防策について追加し、ユニバーサルプレコーションの修正版としてスタンダードプレコーション（Standard Precautions, SP）と感染経路別予防策（Transmission-based Precautions）が示されている。感染経路を空気感染、飛沫感染、接触感染に分け、とくに空気感染と飛沫感染を明確に区別して対策を講じることが記載されている。

　ヨーロッパにおいては、1990年頃から既に血液から、すべての湿性の体液（次頁）へと対象を広げ、ユニバーサルプレコーションという名称で感染予防対策の基本が定着している。

　アメリカCDCが1996年に出したスタンダードプレコーションは、1985年のユニバーサルプレコーションや1987年の生体物質隔離策と区別するための名称で、すでにヨーロッパで行われているユニバーサルプレコーションと内容的には大きな差はない。したがって、呼び方にはこだわらないが、2005年現在、ほとんどのヨーロッパの病院ではユニバーサルプレコーションの名称で呼ばれている。わが国においては「標準予防策」の呼称を使用するほうが問題ないと考えられる。

　本考え方に基づく感染症の取扱いは、病原体確認の有無にかかわらず、目視できる湿性の血液・体液・排泄物等はすべて感染の可能性があるものとして取り扱う。

　この考え方は、急性型病床群ではもちろん、在宅医療においても必要である。すべての患者に対して、診断にかかわりなく、一定の質のケアを提供できるとともに、未同定の疾患から医療従事者を保護することができる点が大きなメリットである。

標準予防策の対象とするもの

> **標準予防策の対象**
> - すべての患者の目視できる湿性の血液・体液・排泄物等
> - 血液（血液が混入している体液は血液として取り扱う）
> - 排泄物（嘔吐物も含む）
> - 体液（羊水，心嚢液，腹水，胸水，関節滑液，精液，膣分泌液，耳鼻分泌液，創，創からの滲出液等）
> - 病理組織（胎盤，手術摘出物，抜去歯等）
>
> 注意：
> - 濡れているものは，感染のリスクが高い：便でも，下痢便は感染のリスクが高い。目視で濡れているものは対象に含める。
> - 乾燥しているものは，感染のリスクが低い：完全に乾燥が確認できるものは感染のリスクが極端に低い。表面だけの乾燥には注意を払う。
> 眼で見えないものは無視してよい：飛び散っても，目視できないものは対象としない。飛び散った可能性があるときは（場合によっては消毒し），湿式清掃を行い乾燥させる。

●汗、涙、唾液は原則として感染の可能性はないものとして取り扱われる。しかし、血液が混入していたり、明らかに疾患が確認できている場合（例：アデノウィルス感染の場合の涙）は対象に入れる。

　具体的対策として、湿性の血液・体液・排泄物等に触れる可能性のあるときは手袋を使用し、もし手に触れたら直ちに手を洗い、必要に応じて消毒する。飛び散る可能性のある場合は、手袋、プラスチックエプロン、サージカルマスク、ゴーグル等の防水性の防御用具を使用する。感染性廃棄物の分別・保管・運搬・処理を適切に行う。手袋をはずした後も手洗いをすること等である。液体石けん、消毒剤、未滅菌手袋等の防御用品と、採血や注射の際にその場で注射針の処理ができる専用の針捨てボックスも必要である。

表3　標準予防策の具体的対策

標準予防策の具体的対策

状　況	対　策
血液・体液・排泄物等に触れる可能性のあるとき	手袋の着用（必要に応じてプラスチックエプロンの着用）
血液・体液・排泄物等が飛び散る可能性のあるとき	手袋，プラスチックエプロン，サージカルマスク，ゴーグルの着用
血液・体液・排泄物等が床にこぼれたとき	手袋，プラスチックエプロンを着用し，次亜塩素酸ナトリウム液で処理する。
感染性廃棄物を取り扱うとき	バイオハザードマークを使用し，分別・保管・運搬・処理を適切に行う。
針を使用したとき（針刺し事故防止）	リキャップせず，針捨てボックスに直接廃棄

手袋をはずした後も手洗いをし、手を完全に乾燥させる。

●● 標準予防策の在宅での運用ポイント ●●

　　　複数の家庭を訪問する場合で、湿性の血液・体液・排泄物等に触れる可能性のある場合には標準予防策を実施する。

　　　同居家族間では、家族間で感染性の強い病原体（たとえば、大腸菌O157、腸チフス菌、アデノウイルス等）の場合には標準予防策を実施する。

● 在宅医療廃棄物の取扱い　（P.66参照）
　清掃・回収従事者がケガ（針刺し切創事故）をしないように廃棄方法に注意して、一般家庭ゴミ（可燃性ゴミ・燃やして処理するゴミ）として排出する。

●● 標準予防策における血液・体液・排泄物等の取扱いのポイント ●●

- 血液，体液，排泄物等は病原体が未同定である（調べつくせない）。
- 湿性の体液（汗・唾液・涙液は除く）は高リスクである。濡れているものは危険である。
- 目視できる血液，体液，排泄物等の付着が確認できるもの（ガーゼ，リネン，紙類等）も標準予防策の対象とする。

2 感染予防対策の具体的実践

1 手洗い

❶ はじめに

　在宅ケアにおいて感染（外因性＊1）を予防する上で、手洗いや手指消毒は最も基本的で重要な対策である。

　手洗いの重要性は、誰もが認めるところである。手洗いは簡単なようで、実は意外にむずかしい。手洗いを効果的に行うためには、手洗いが必要とされる場面で、適切な方法で行わなければならない。この章では、手洗いをいつ、どのような方法で、何のために行うか等について具体的に述べる。

●● 内因性感染症と外因性感染症 ●●

　感染症には、内因性感染症と外因性感染症がある。内因性感染症は、抗菌薬の投与や患者の免疫に深い関係がある。外因性感染症は、主な原因は医療従事者（ケア従事者も含む）の手指を介しての交差感染である。内因性の感染症であっても、ひとたび発症すれば医療従事者の手指を介して交差感染が生じる。

❷ 手洗いの必要性

　手洗いの目的は、手洗いによって、手指から病原体を除去することである。その結果、患者を訪問看護師等の手指を介した交差感染から守り、同時に、訪問看護師等を病原体から守ることができる。

●● 手洗いの目的・効果 ●●

目的：手指から汚れを除去し、有害な微生物（病原体）を除去する。

⇩

効果：① 患者を訪問看護師等の手指を介した交差感染から守る。
　　　　② 訪問看護師等を未同定の病原体から守る。

●● 手洗いの原則 ●●

○「一処置一手洗い」
○ 手洗いが処置前に必要か、処置後に必要か、又は処置の前後に必要かは手洗いをする本人がその場で判断し、実行する。
○ 迷ったら、とにかく手を洗う習慣をつける。

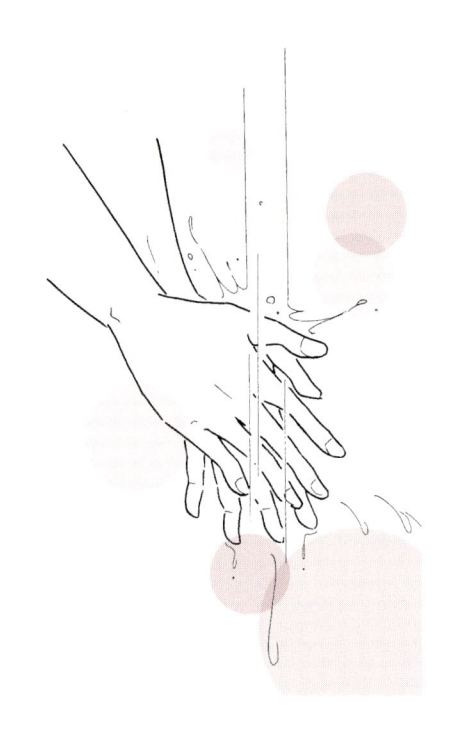

---

❸ 手洗いの種類

在宅ケア時に行われる手洗いは、日常手洗い及び衛生的手洗いの2種類である。

a. 日常手洗い

日常手洗いは、液体石けんと流水による手洗いである。手の表面の通過菌（図2）を除去することが目的である。食事の前、トイレの後、通常のケアの前後等日常的に行われる手洗いである。この手洗いがすべての手洗いの基本となる。

b. 衛生的手洗い

衛生的手洗いは、消毒剤と流水による手洗いである。手の表面の通過菌、及び毛根や汗腺の常在菌の一部を除去する目的で行われる。無菌操作の前やその他手指消毒を目的として行われる手洗いである。

基本的に、衛生的手洗いの前に液体石けんと流水による手洗いを行い、石けん分を十分に洗い流してから、消毒剤と流水による手洗い（衛生的手洗い）を行う。

●● 在宅ケアにおける手洗いの種類 ●●

> 日常手洗い： 液体石けんと流水による手洗いで、通過菌の除去を目的とする。
> 衛生的手洗い： 消毒剤と流水による手洗いで、通過菌及び毛根や汗腺等の常在菌の一部の除去を目的とする。

図2　皮膚の断面図

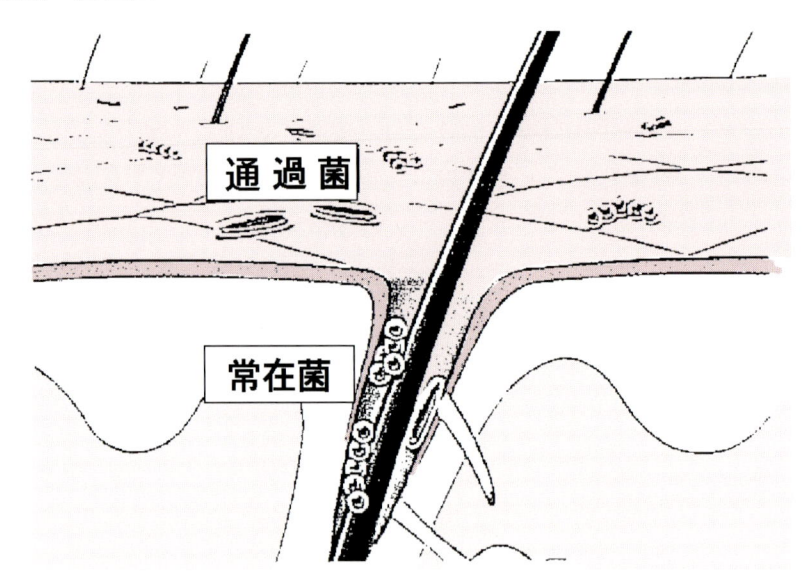

通過菌

常在菌

手洗い後は
手を完全に
乾燥させる
こと!!

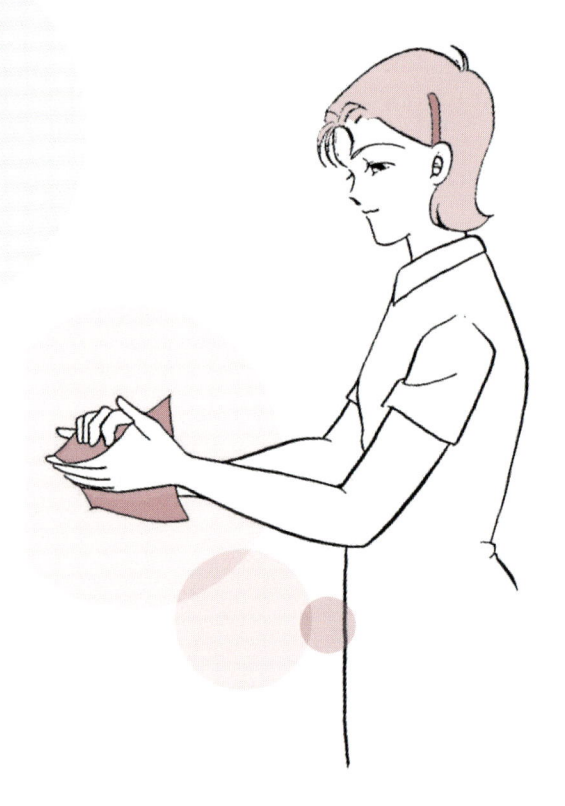

❹ 手洗いの手順

1　手洗いの手順

　手洗いは、ただ手をこすり合わせただけでは不十分である。手首から指先まで、まんべんなくこすり合わされていなければならない。図3のようにすれば、手のすべての箇所をこすり合わせることができる（順番は特にこだわらない）。

　なお、訪問看護師等は、手洗い以前の問題として、普段から手の爪は短く切り、手の清潔を心掛けることが大原則である。

図3　手洗いの手順

1. 手掌をあわせ、よくこする。 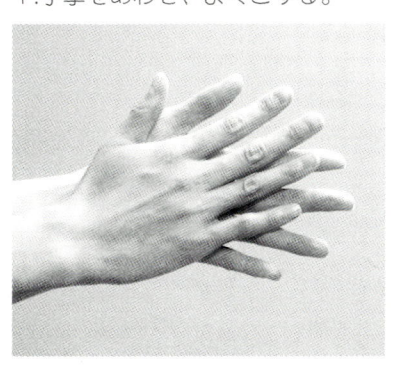
2. 手の甲を伸ばすようにする。 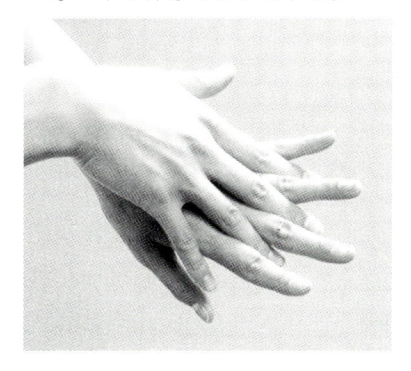
3. 指先、爪の間を入念にこする。 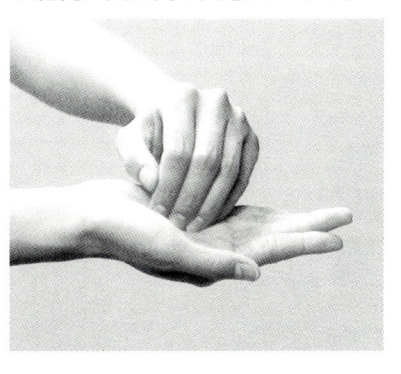
4. 指の間を十分に洗う。 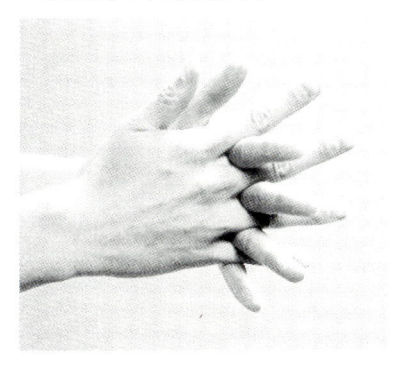
5. 親指と手掌をねじり洗いする。 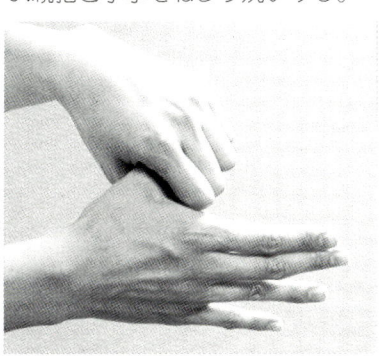
6. 手首も忘れず洗う。

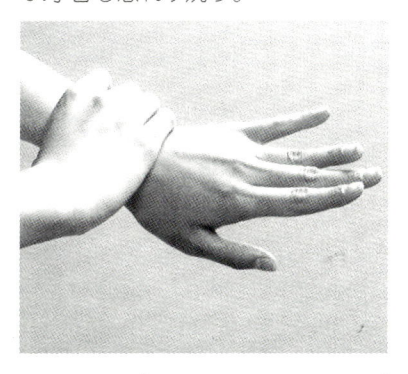

【明治製菓資料より転載】

●● 手洗いの準備 ●●

① 爪は短く切る。
② 指輪や腕時計は外す。（結婚指輪をはずすことができない場合は指輪をずらして洗浄・乾燥する。）
③ 半袖を着用する。もしくは、腕まくりをする。

●● 手洗いのポイント ●●

① 手洗いは日頃から練習する。
② 水が跳ねないように注意する。
③ 手洗い後、手を完全に乾燥させる。

2　手洗いミス

　図4は、手洗いミスの発生しやすい部位である。したがって、手洗いをするときには、手洗いミスの発生しやすい指先、指の間、手首及び親指の付け根の部位に特に注意して洗わなければならない。
　なお、指輪や腕時計をつけたまま手を洗うと手洗いミスが起こりやすくなるので、手洗いを必要とするケア時には指輪や腕時計ははずすこと。

図4　手洗いミスの発生しやすい部位

●手の甲　　●手掌（手のひら）

□ 普通に注意を要する部位
▨ 比較的注意を要する部位
■ 最も注意を要する部位

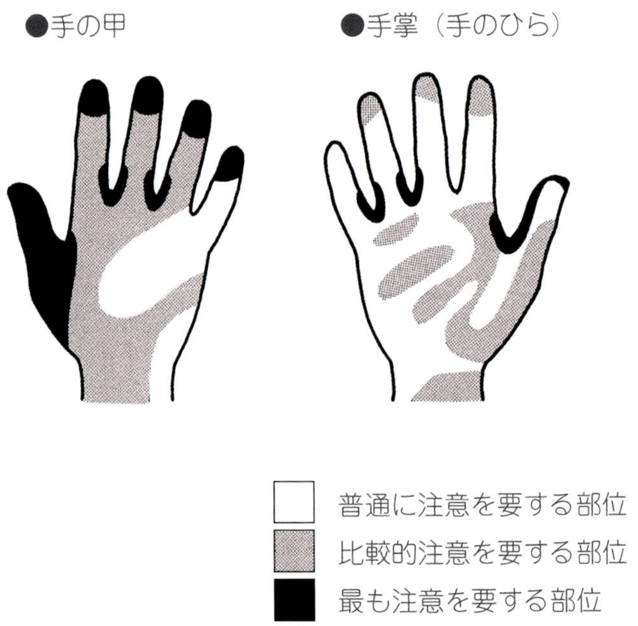

●手洗いおよび手指消毒に際しての注意する手指部位

❺ 手洗いの方法

　手洗いの基本的な方法は、次のとおりである。スムーズに行えるように日頃から練習しておくことが大切である。

① 流水で手を十分に濡らす。
② 水を止めてから液体石けんを用い、手洗いミスの多い部位（指先、指の間、手首及び親指の付け根）に注意して、手指全体を強くこすり合わせる。
③ 手の高さは腕より低くして、指先から水が落ちるように流水で十分にすすぐ。
④ すすぐときに、水が衣類や床に跳ねないようにする。
⑤ 洗い終わったら、ペーパータオル又は清潔なタオルを用いて、両手を完全に乾燥させる。
⑥ 水道の栓は、できるだけ直接手で触らないようにして閉める（手の再汚染を防止するため）。

　また、手は手首まで洗う必要があるため、半袖か、長袖の場合は落ちないように腕まくりをし、時計をはずす。できるならばナースウォッチの使用が望まれる。

Memo　清潔なタオル

　🚗　訪問看護師等は患者家族とのタオルの共用は避ける（交差感染の防止）。ペーパータオルの持参が望ましい。ティッシュペーパーを用いてもよい。ティッシュペーパーは水に溶けないので、トイレに流さない。ゴミ箱に捨てる。

　🏠　患者家族は洗濯し乾燥しているタオルを使用する。タオルが濡れたり汚れたら交換する。

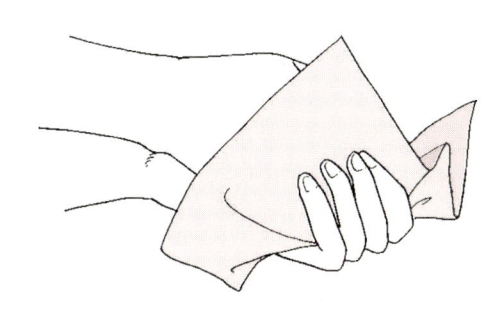

❻ いつ手を洗うか、何を用いて洗うか

　いつ手を洗うか、液体石けんだけでよいのか、消毒剤を使用するのかといった問題は頭を悩ませる問題であろう。

　基本的には、ほとんどの場合、液体石けんと流水による手洗い（日常手洗い）で問題ない。日常手洗いは、手の表面の汚れを落とし、通過菌を洗い流すことが目的である。この操作によって、ほとんどの手指を介した病原微生物の交差感染を予防することができる。しかし、液体石けんだけでは時間をかけて十分に手洗いをしても、皮膚の毛根や汗腺の中の常在菌が皮膚表層に出てきて、細菌学的には手洗いをする前より後の方がかえって菌数が多くなる場合がある。このため、「無菌操作」の前には、消毒剤と流水による手洗い（衛生的手洗い）が必要とされる。

　「液体石けんを用いる手洗い」及び「消毒剤を用いる手洗い」をいつ行うかは、次のとおりである。

1　日常手洗い

🚗	🏠
訪問したとき	外出から帰宅したとき
食事の介助時	食事をとる前
排泄のケアの後	トイレの後
見た目に手が汚れているとき	
清掃の後	
通常の診察・ケアの前後	ケアの前後
手袋装着前・手袋をはずしたとき	

> ⚠️ **液体石けんに関する注意点**
>
> 　使用する液体石けんは、容器ごと交換できる液体石けんを使用する。
> 　なお、液体石けんの継ぎ足し使用は、細菌汚染の原因となるので禁止である。液体石けんを詰め替えるときには、空になった容器を一度洗浄、乾燥させてから詰め替えることが必要である。

2　消毒剤を用いる手洗い―衛生的手洗い（消毒剤と流水を使用）

在宅ケア時に医療用の消毒剤を用いる手洗いが必要とされる場面は以下の場合である。

消毒剤を使用する場合でも汚れの程度がひどい場合は、消毒剤を使用する前に液体石けんと流水によって汚れを先に落としておく。

① 患者と密接に接触する診察や処置の前後
② カテーテル処置、気管内吸引、包帯交換、侵襲的手術等の無菌操作を行う前後
③ 血液・体液・排泄物等で汚染された器具・器械を取り扱った後
④ 汚れたリネンや感染症患者のリネンを取り扱った後
⑤ アデノウイルス等、感染力の強い病原体が確認されている場合

これらはいずれも、標準予防策を実施する際の手袋の着用と密接な関係がある。

●● 洗浄が先か、消毒が先か ●●

> 消毒剤を用いて手指消毒する場合には、「まず洗浄、次に消毒」が原則である。
> 手に有機物（汚れ）が付着した状態で消毒剤を使用すると、有機物が消毒剤と微生物の接触を妨げ、消毒効果を著しく減弱させる。

●● 消毒剤と流水を使用する手洗いに用いる消毒剤 ●●

7.5％ポビドンヨードスクラブ（イソジン®スクラブ）等
４％グルコン酸クロルヘキシジンスクラブ（ヒビスクラブ®）等

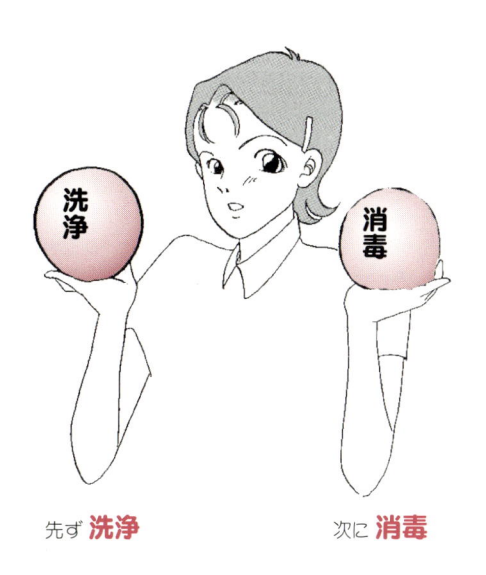

先ず **洗浄**　　　次に **消毒**

3 消毒剤を用いる手洗い—擦式法

（速乾性すり込み式手指消毒剤を使用）

　近年、医療現場では、表4に示す速乾性すり込み式手指消毒剤（エタノール含有消毒剤）が繁用されている。本剤は、溶剤であるエタノールの蒸発後、配合された消毒剤の成分が手に残存し、ごく短時間、消毒剤の有効成分の持続効果が期待できる。
なお、本剤は、液体石けんと流水による手洗いの代替方法ではない。したがって、本剤を正しく使用するためには、液体石けんと流水による手洗いの後、又は手が有機物で汚染されていない場合に、手が十分に乾燥している状態で使用することが条件となる。その理由は、手がぬれたままで使用すると、消毒剤の濃度が薄められて十分な効果が得られないためである。

　速乾性すり込み式手指消毒剤の使用方法は、指先の爪の間から手首まで手指全体をぬらすのに十分な量（約3mL）を手にとり、手洗いの手順（P.31「4.手洗いの手順」図3参照）に従って摩擦熱が出るまでよくすり込む。よくこすり合わせることによって、消毒剤が角質層の中まで浸透し、消毒剤が乾燥するまでに2〜3分を要する結果、消毒の3要素（濃度、時間、温度）を満たすことができる（P.80参照）。

　近年有効成分がエタノールだけの製剤がある。本製剤は使用後手指に消毒剤成分が残存しないので、日常手洗い（液体石けんと流水）に近い方法である。

表4　速乾性すり込み式手指消毒剤（エタノール含有消毒剤）の種類と消毒効果

販売名	エタノールによる消毒効果	エタノール蒸発後の残存効果
消毒用エタプラス®	○	×
ウエルパス®	○	○（塩化ベンザルコニウムによる残存効果）
ヒビソフト®	○	○（グルコン酸クロルヘキシジンによる残存効果）
イソジン®パーム	○	○（ポビドンヨードによる残存効果）

※速乾性すり込み式手指消毒剤の抗菌力は、溶剤のエタノール蒸発後手指に残存する有効成分（消毒剤）の種類により異なる。

●●　速乾性すり込み式手指消毒剤の使用条件　●●

○液体石けんと流水による手洗い後、手が十分に乾燥している状態
○手が有機物で汚染されていない状態で、手が十分に乾燥している状態

❼ 訪問先で手洗い場が使用できない場合

　在宅ケアを行う場合、訪問看護師等と患者家族との間に信頼関係ができあがるまでは、手洗い場をなかなか使わせてもらえないというのが現状である。

　手洗いの基本は、液体石けんと流水による手洗いが基本であるが、訪問先で手洗い場が使用できない場合には、速乾性すり込み式手指消毒剤を使用することによって、その代替方法とすることもやむを得ない。

　なお、訪問看護ステーション等で表5に示すような手洗いに関する患者家族への協力要請のパンフレットを作成し、患者家族に理解を求めることも必要と考えられる。

表5　手洗い場の使用に関する患者家族への協力要請パンフレット
記載例

---

§手洗いに関する患者ご家族の皆様へのお願い§

　私たちは、患者さん及びご家族の方に、安全で快適なケアを提供することを常に心がけています。そのためには、感染予防に対する配慮が必要となります。

　私たち自身が感染を媒介しない、つまり、病原体を「外から持ち込まない、外へ持ち出さない」ためには、手洗いをさせていただくという行為がどうしても必要になります。

　そこで、患者ご家族の皆様にはこの点を十分ご理解していただき、手洗い場を提供していただけますようご協力をお願い致します。

　　　　　　　　　　　　　　　　　　　　××訪問看護ステーション
　　　　　　　　　　　　　　　　　　　　　　　　　　　××　××

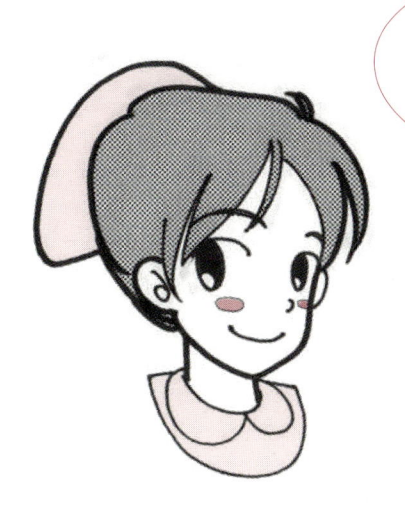

手指消毒するときは
「先ず洗浄、次に消毒」
が基本よ！

❽ 手荒れの対策

　手洗いや手指消毒の回数が多くなると、それに伴い手指の皮膚損傷、いわゆる手荒れが起こりやすくなる。手荒れは、本人の苦痛だけでなく、皮膚の損傷部位に細菌汚染（黄色ブドウ球菌等の定着や感染）が生じやすくなるので、感染予防対策上、手荒れの対策が必要となる。いったん手荒れ部位に黄色ブドウ球菌が定着すると、手をいくら洗っても菌の除去が容易ではないためである。

　手荒れ対策として、手洗い後、手をペーパータオル又は清潔なタオルでよく拭いて十分に乾かし、その後ハンドクリーム等の保湿剤を手に塗る。ハンドクリームはそれ自体の細菌汚染を防止するため、チューブ式のものを個人使用とする。

　また、消毒剤の種類を変更することによって、手荒れが改善されることがある。消毒剤の種類を変更することも検討する。

●● 手荒れ対策は個人の責任 ●●

> ハンドクリームはそれ自体の汚染を防止するために、チューブ式のものを個人使用する。

① 日頃の健康管理に注意し、栄養と睡眠をとること。
② 手を洗った後、手を完全に乾かすこと。
③ ケアが一段落したら保湿剤（ハンドクリーム等）を使用する等、日頃から気をつける。

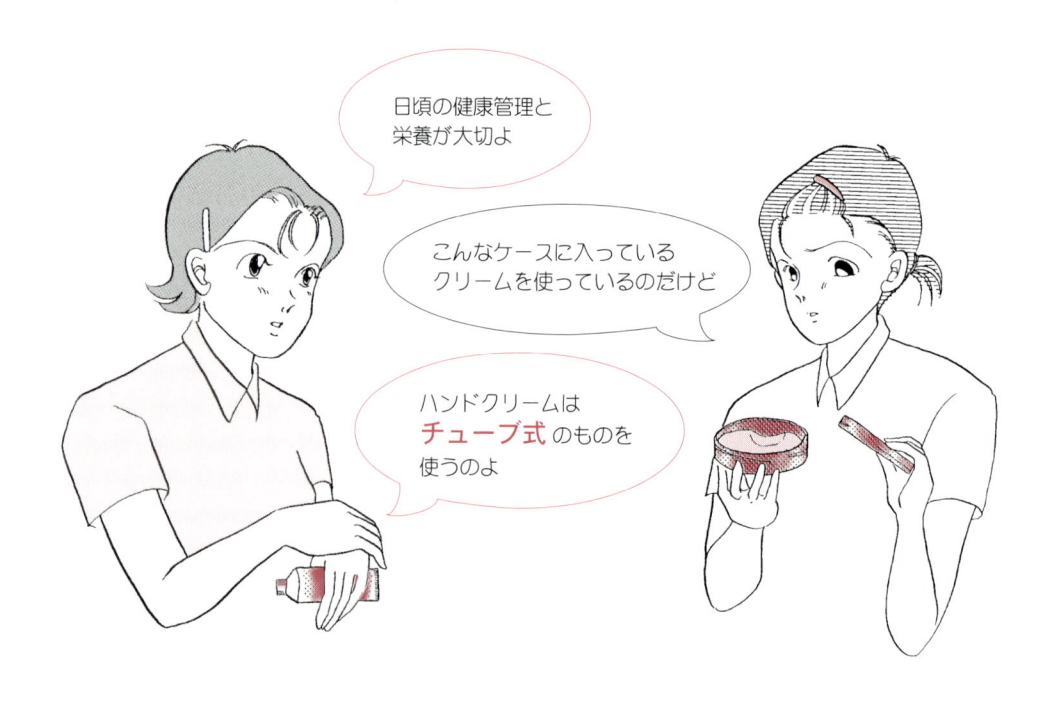

「日頃の健康管理と栄養が大切よ」

「こんなケースに入っているクリームを使っているのだけど」

「ハンドクリームは**チューブ式**のものを使うのよ」

2　口腔ケアとうがい

　口腔は食物の入り口であり、呼気・吸気の通り道にも面しているため、口腔内を清潔に保つことは呼吸器関連の感染予防対策に重要である。また、高齢者になるほど、嚥下反射と咳反射が低下し、睡眠中に不顕性誤嚥（silent aspiration）を起こしやすい。不顕性誤嚥は老人性（誤嚥性）肺炎の原因ともなるため、就寝前に口腔内を清掃しておくことが大切である。ただし、寝たきり等の理由で、自分で口腔清掃やうがいができない場合は、訪問看護師等が指導して適切に口腔ケアを実施する必要がある。

　うがいは洗浄により口腔内の微生物数や異物を減らす効果があり、口腔内の衛生や呼吸器感染症の予防に有効な手段である。自分でうがいができる場合は、起床時、毎食後、就寝前にうがいをすることが望まれる。

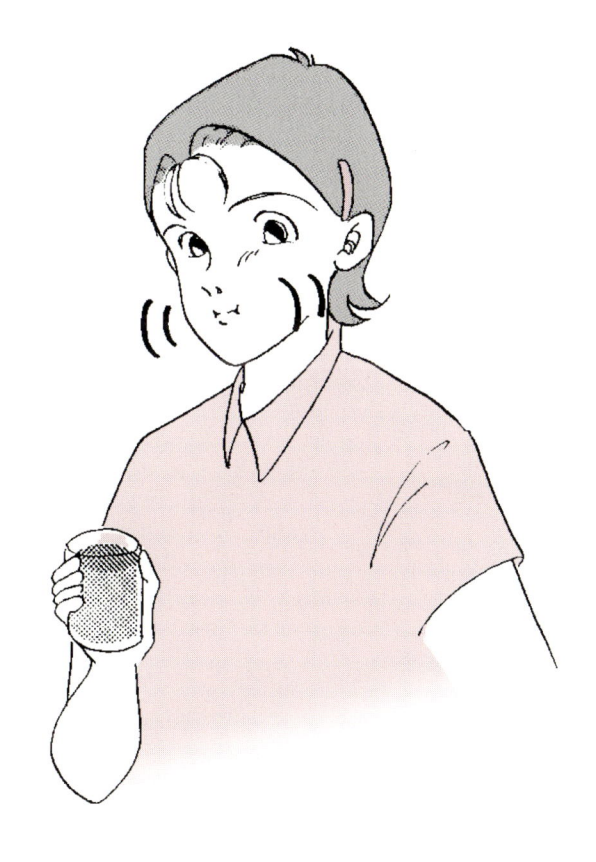

1 口腔ケア

1 口腔内のチェック

　口腔内は外から見えにくく、本人も気がつかないか全く気にかけていない場合があるため、訪問看護師等が口腔内の状態を観察し、以下のようにチェックしておく必要がある。

表6　口腔内のチェックポイント

○ 自分で口腔内を清潔に保つことができているか、唾液の状態も観察、口腔内に食物等の残留物等がないか。
○ 口腔を清潔に保つことに介助者の援助が必要か。
○ 義歯は合っているか、装脱着は自分でできるか、手入れはできているか。
○ 口臭、舌苔、炎症等の所見がないか。
○ 歯科治療等を要する所見がないか。

　自分で口腔内を清潔に保てる場合は、その重要性を理解してもらい、起床時、毎食後、就寝時の口腔内の清掃を習慣化するよう指導する。知的・精神的機能の低下に伴い、口腔の清掃に対する関心が乏しい場合は、食事終了後は歯磨きを促す言葉を根気よくかけ、歯磨き終了後には爽快感を確認させるような言葉をかけていく。また、運動機能が低下して、うまく歯が磨けなくなる等の場合でも、自分でできる範囲で口腔内の清掃をしてもらい、不足分を介助者が補い残された機能を生かすように工夫する。食後の義歯（入歯）洗浄も忘れないで行う。

2 口腔ケア

　寝たきり等で自分で口腔内を清潔に保てない場合や、口腔内の衛生が不十分と考えられる場合は、訪問看護師等が口腔ケアを実施し、可能な範囲で家族等の介助者へ指導する。

表7　口腔ケアの実際

○ 片麻痺がある場合の患者の体位は、座位が可能ならば健側に介護者が立ち、顔を健側に向けさせて、誤嚥に注意しながら行う。
○ 仰臥位の場合は患者の顔をしっかり横に向けるか、側臥位（健側を下）にして誤嚥防止に留意する。
○ 微温湯を浸した綿棒や巻綿子、又はディスポーザブルのスポンジブラシ等で、口腔粘膜についた唾液や食物残渣物をていねいに、傷つけないように拭き取る。
○ 小さい歯ブラシ・綿棒・巻綿子に、液体歯磨きや用時希釈した含嗽剤をつけてブラッシングする。
○ ブラッシング後、微温湯や含嗽液を用いて洗浄するが、患者が自分で含嗽が不可能な場合は吸引する。洗浄方法としては、ウォーターピックや注射筒にプラスチック外筒針等を装着したもの又は水のみ等を使用する。洗浄液は口角から静かに注入（5～10mL）する。寝具等を濡らさないように1回の注入量を多すぎないように注意し、吸引しながら実施する。
○ 開口しにくい場合、開口器や割り箸にガーゼをまいたものや舌圧子等を用いて実施する。

　　訪問看護師等が実施する場合は、交差感染予防のため、プラスチックエプロンと手袋を着用して実施し、終了後はプラスチックエプロンと手袋を外し、手を洗う。

（注意）
◇ 誤嚥を防止するため、ケア時に声をかけながら、口腔ケアを実施する。
◇ 意識障害のある患者は痛みがあっても言葉で訴えられないので、患者の表情や上肢の動きを観察しながら実施する。
◇ 意識障害のある患者の口腔ケアに際しては、実施者が自分の指にガーゼを巻いたりすると、噛まれる恐れがあるため、危険である。
◇ 舌苔や凝血は無理にとらないようにする。
◇ 口呼吸の患者では口腔内の乾燥や口唇のトラブルが増えるので、定期的な水分の補給やリップクリームの塗布にて予防する。
◇ 洗浄液は、通常、微温湯でよいが、口腔内の状態に応じて選択してもよい。
　　口腔内が粘性の場合：重曹水
　　口腔内に炎症のあるとき：アズレンスルホン酸ナトリウム
　　　　　　　　　　　　　（ハチアズレ®等）
　　口腔内が感染傾向の場合：ポビドンヨードガーグル
　　　　　　　　　　　　　（イソジン®ガーグル等）
◇ 食後、就寝前等に実施する。

> **Memo 義歯のお手入れ**
>
> ○ 義歯は流水で水洗し、歯ブラシで丁寧に傷つけないように磨く。
> ○ 使用しないときは専用の容器に水を入れて保管する。
> ○ 義歯用洗浄器・洗浄剤等が市販されているが、商品によっては義歯を損傷

❷ うがい

　うがいの意義は病原微生物の「のど」への付着や定着する数を少なくし、呼吸器感染症等を予防することである。うがいは、水等による機械的洗浄力により増えすぎた病原微生物数を減らすものであるが、必要に応じて消毒剤や抗炎症剤を含有した含嗽剤（うがい薬）を用いる。

●● 水によるうがいでよいとき ●●

> ○ 帰宅したとき
> ○ 飲食後
> ○ のどに不快感があるとき　等

●● 消毒剤（イソジン®ガーグル等）や抗炎症剤（ハチアズレ®等）によるうがいが望まれる場合 ●●

> ○ のどや口腔内に炎症があるとき
> ○ 咽頭炎・扁頭炎・上気道炎・口内炎等の治療や予防
> ○ 抜歯創等を含む口腔創傷の感染予防や口腔内の消毒
> ○ 口腔内の清潔保持が必要な場合
> ○ インフルエンザ等、風邪流行時の予防
> ○ 慢性呼吸器疾患等の易感染性基礎疾患を有する場合の呼吸器感染の予防
>
> **（注意）**
> ◇ 抗炎症剤は炎症症状が強い時にだけに使用するが、感染を防御する作用はない。
> ◇ 含嗽（うがい）の回数は、1日5回（起床時、毎食後、就寝時）までとする。

口腔内は有機物が多く複雑な構造なので、消毒剤ポビドンヨード（イソジン®ガーグル等）を用いたうがいにより微生物を根絶したり、消毒効果を長時間継続させることはできない。インフルエンザ等の風邪流行時の予防には、消毒剤のうがいだけに頼るのは限界があるため手洗いの励行や人ごみへの外出を避けたり、面会人の制限、訪問看護師等や、家族の健康管理等、総合的な予防対策が必要である。

　また、口腔内の常在細菌叢はお互いに牽制しあいバランスをとりながら生息しているため、特定の微生物だけが増加することはなく、外から新たな微生物が入り込むことも防いでいる。したがって、過度の消毒剤や抗菌薬の使用により、口腔内の常在細菌叢を乱さないようにする注意が必要である。さらに日常の心がけとして、毎食後や就寝前の水によるうがいで口腔内を清潔にしておくことも必要である。又、唾液による洗浄効果が大きいことからも、食物はできるだけ経口摂取をすることが大切である。

【参考文献】
症状別口腔ケアの要点: Dental Diamond 8: 30-40, 1991

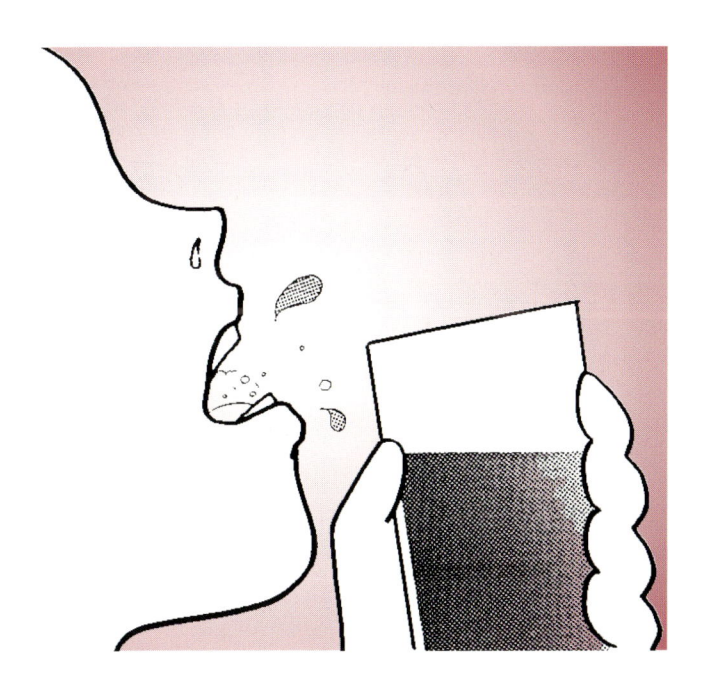

●● うがいの技法（イソジン®ガーグルを使用する場合）●●

1回のうがい用として、約60mL（コップ約1/3）のうがい液を用意する。
うがいは1含み約20mLを用いて、計3回行う。

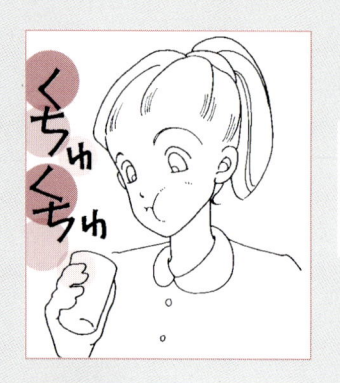

1回目は、口腔内の食物残渣等の有機物を洗い流すため、口に含んで少し強めにうがいをする。

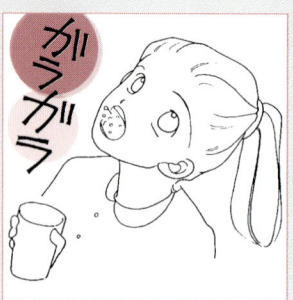

2回目は、上を向いて、のどの奥までうがい液が届くように15秒程度うがいをする。

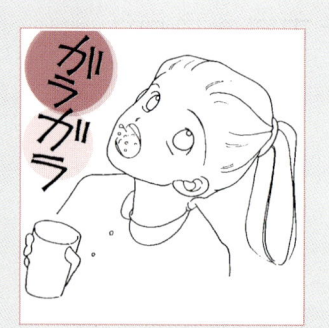

3回目は、2回目同様もう一度15秒程度うがいをする。

⚠ うがいの注意点

うがいの際には、以下の点に注意する。
① 水道水を用いて手洗い用の流しで手洗いの後に行う。
② 含嗽剤(うがい薬)を使用する場合は用時調製とする。
③ うがいの技法に従って、ゆっくり行う。
④ 衣類や床に水が跳ねないようにする。
⑤ うがいが終わったら、手洗いを行う。
⑥ うがい、手洗いが終わったら、乾燥したタオル（ペーパータオル等）を使って口の周りと両手を十分に乾かす。

3　手袋、プラスチックエプロン、サージカルマスクの取扱い

　訪問看護師等は、自身の保護と患者間の交差感染予防のため、手袋、プラスチックエプロンやマスクを、標準予防策の考え方に基づいて正しく使用する。

❶ 手　袋

　手袋は、訪問看護師等が主に目視できる、湿性の血液・体液・排泄物等を取扱うときに使用する。着用後の操作性も配慮し、ラテックスアレルギーがなければ、ラテックス性でしっかりフィットするものを使用する。手荒れやラテックスアレルギー等のある場合は、プラスチック性の手袋を使用する。手袋を着用する前には液体石けんと流水で手を洗い、乾燥させてから手袋を着用する。

1　どんなときに手袋を使用するか

1. 血液を取り扱うとき－たとえば留置針取り扱い時に、血液が飛び散る可能性のあるとき。
2. 容器内の排泄物を捨てるとき。
3. 失禁者の身体を拭くとき。
4. 気管内吸引や口腔ケアを行うとき。
5. 褥瘡等の創（キズ）の手当てをするとき。
6. こぼれた血液・体液・排泄物等を拭き取るときなど。

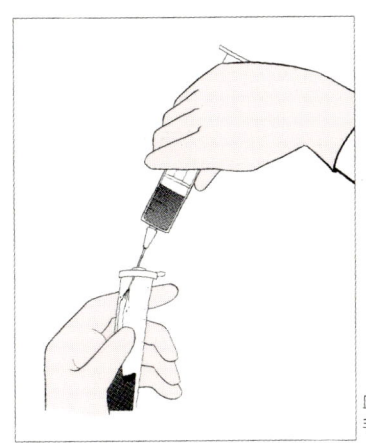

血液を移し替えるときは手袋を着用する。

●● 手袋の種類と使用 ●●

	種類		使用要件	使用場面
医療現場	未滅菌手袋	ラテックス製（天然ゴム）	手にフィットする。薄く，操作性が良好。*	湿性の目視できる血液・体液・排泄物等を取り扱うとき。
		プラスチック製	多くの種類がある。	
		ニトリル製	耐薬品性，指先には滑り止めがついている。手首も長く採ってある。	抗がん剤等の輸液調製時，細菌検査時等。
	滅菌済手袋	ラテックス製（天然ゴム）	手にフィットする。薄く，操作性が良好。手首も長く採ってある。	外科的処置等体腔内に侵入する器械の操作時無菌操作時。
日常の掃除・使用後の器具の一次処理時	厚手のゴム手袋		鋭利物が貫通しにくい。交差感染の危険がない処置なので，使用後，洗浄・乾燥を十分にしておけば再使用可能。洗浄・乾燥に耐える。	鋭利物や消毒剤等の刺激物から医療者を保護する。

＊ラテックス手袋は、患者及び医療従事者の両者のアレルギー体質があるかどうかを確認してから使用する。

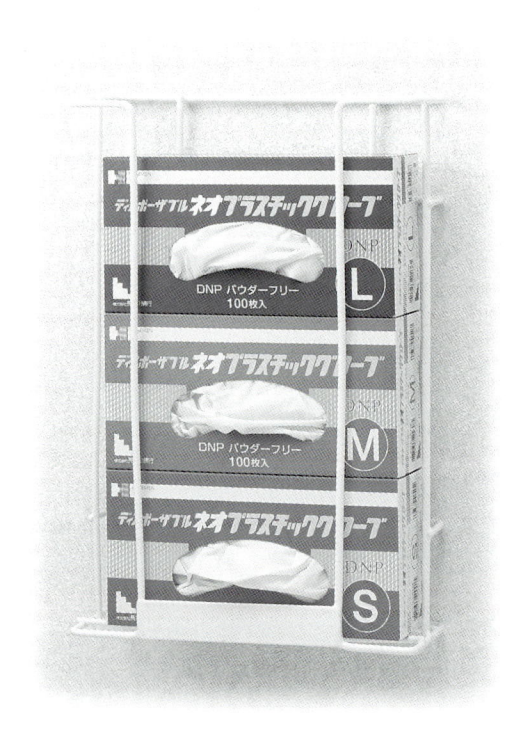

🚗 2 手袋使用時の注意点

1. 湿性の血液・体液・排泄物等が付着、あるいは、その可能性のあるときは手袋を1回ごとに交換する。
2. 手袋を着用したまま、ベッド柵やドアノブ等周りの物に触れない。
3. 手袋に穴があいたときは交換する。
4. 採尿バッグを取り扱ったときは手袋を1回ごとに交換する。
5. 手袋は見た目の汚染がなくても1家庭ごとに交換する。
6. 手袋を外した後は、液体石けんと流水でよく手を洗う。

●● 手袋を外した後、手を洗う理由 ●●

> 1. 汗をかいて、手袋内で微生物が増殖している可能性がある。
> 2. 手袋に穴（ピンホール）があいている可能性がある。
> 3. 手袋をはずすときに体液等に触れる可能性がある。

📝Memo 未滅菌手袋管理のポイント

- 患者の目の前で使用直前に，取り出す。
- 一度取り出した物は，箱に戻さない。
- ポケットに入れて持ち歩かない。

　未滅菌手袋も，上手に装着すれば，病原体が手袋に付かず安全に使用できる。患者も患者ごとに交換された手袋の着用が確認できる。

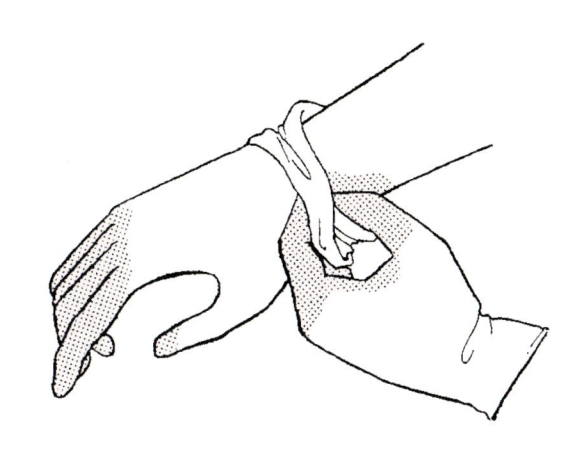

3　未滅菌手袋の着け方

● 着け方

① 病室の壁に横向きに設置してある手袋のうち，自分の手のサイズに合うものを選ぶ
② 利き手で少し飛び出している部分をできるだけ小範囲につまんで取り出す。
③ 反対の手で手首の部分を持ち替えて，親指の位置を確認しどこにも触れないように利き手に装着する。
④ 利き手に装着した手袋で，もう片方の手袋をつまんで出す。このとき，出過ぎた手袋は，利き手の手袋をした手で，次の人が使いやすいように押し込む。
⑤ 手首部分を持ち替えて同様に装着する。
　このように正しく装着された手袋は，清潔で病原体の汚染がなく，滅菌済みに近い働きができる。

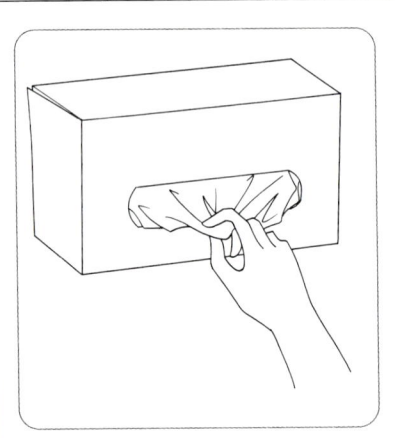

❶ 利き手で小範囲につまんで取り出す。
❷ 反対の手で手首の部分を持ち替える。親指の位置を確認する。 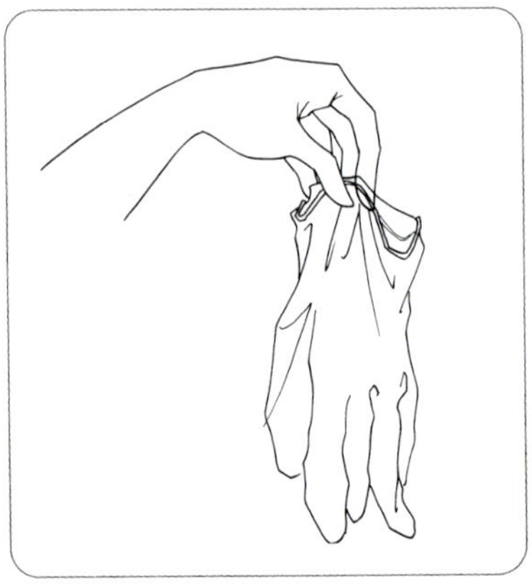
❸ どこにも触れないように利き手に装着する。 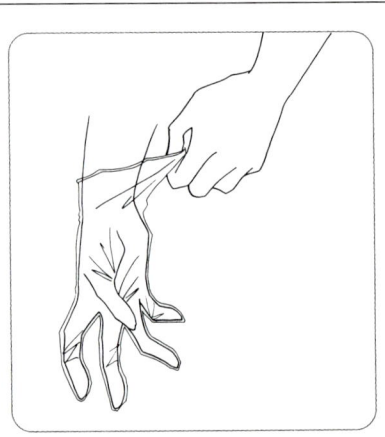
❹ 利き手に装着した手袋で，もう片方の手袋をつまんで取り出す。このとき，箱から出過ぎた手袋は，手袋をした利き手で，次の人が使いやすいように押し込む。
❺ 手首の部分を持ち替える。親指の位置を確認する。
❻ 同様に装着する。

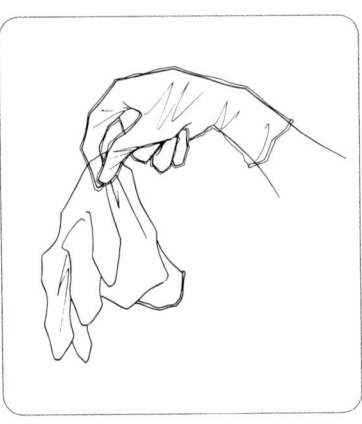

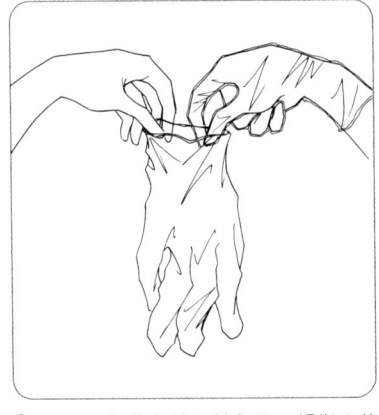

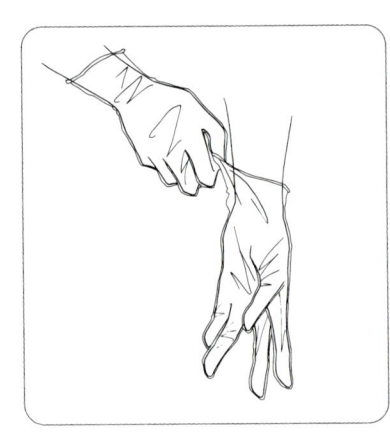

4　汚染した手袋の外し方

◉ 外し方

① 利き手の親指と人指し指を使って，利き手でない方の手首から3cm程度のところを強くつかみ，手のひら部分まで裏返しになるようにそっと折り返す。
② 折り返された手袋を，利き手全体でつかみ手のひらの中に入れる。
③ 手袋を外した利き手でない手で利き手の手首の内側に指を入れ手のひらまでそっと折り返す。
④ 汚染した手袋は，汚染面がすべて内側に折り込まれている状態で，直ちに廃棄物専用容器に使用者本人が捨てる。
⑤ 手袋を外した後は，直ちに手を洗い，乾燥させる。

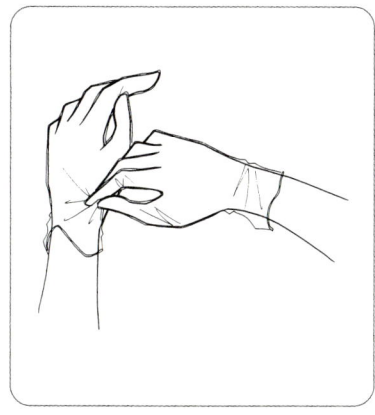

❶ 利き手で一方の手袋の袖口から3cmの部分をつかむ。

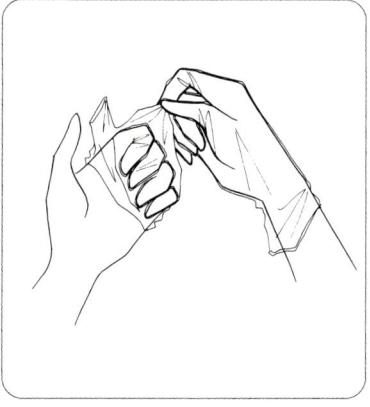

❷ 汚染された手袋の外側が内側になるように，指を折った状態で親指を抜く。

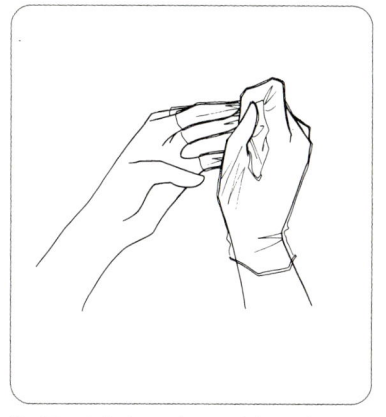

❸ 折った指をのばし，手袋を利き手の手袋の中でまるめて握る。

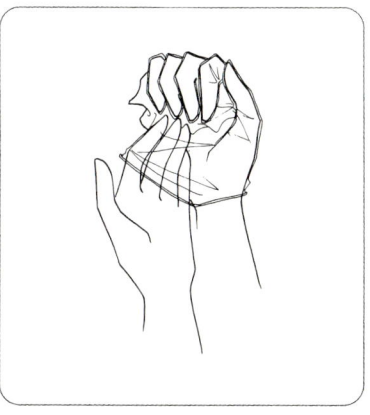

❹ 手袋を外した手で利き手の手袋の外側に触れないように，袖口に差し入れ，袖口の内側をつかむ。

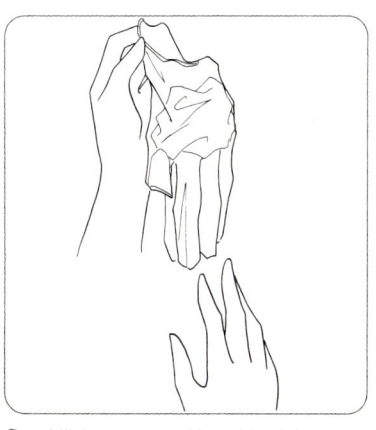

❺ 手袋をしている利き手を垂直に下ろすと，片方の手袋が中に入った状態で手袋が外れる。

❷ プラスチックエプロン

湿性の血液・体液・排泄物等を取り扱う場合、衣服が汚染される可能性が高く、感染の可能性もあるため、プラスチックエプロンを着用する。

1. 使い捨てプラスチックエプロン（ポリエチレン製エプロン）は、水分を通さず、ほこりが立たない等の利点がある。
2. 半袖の衣服を身に付けることが原則であるが、やむなく長袖の衣服を身につけている場合は、汚染時直ちに手首まで洗えるように袖をまくっておく。

> **エプロンについて**
>
> 1. 湿性生体物質に対応するために、防水性のものが推奨されている。
> 2. 訪問看護師等はディスポーザブルのプラスチックエプロンを持参する。

ⓐ プラスチックエプロンの着け方

① 縦に二つ折りの状態まで床に触れないように広げる。
② 折り目の山側が内側にくるように首の部分を持ってそっとかぶる。
③ 腰紐をゆっくり広げて後ろで結ぶ。
　この装着方法をとれば、無菌に近い状態で前の部分が展開できる。

ⓑ プラスチックエプロンの外し方

① 首の部分の後ろにミシン目がある。片方を強く引いて切り、腰紐の高さまで外側を中に折り込む。
② 左右の裾を腰紐の高さまで持ち上げ外側を中に折り込む。これで汚染面は内側に三つ折に封じ込める。
③ 後ろの腰紐を切り、適当に折り畳んで廃棄する。

3　手袋、プラスチックエプロン、サージカルマスクの取扱い

●● プラスチックエプロンの着け方と外し方 ●●

プラスチッククエプロンの着け方

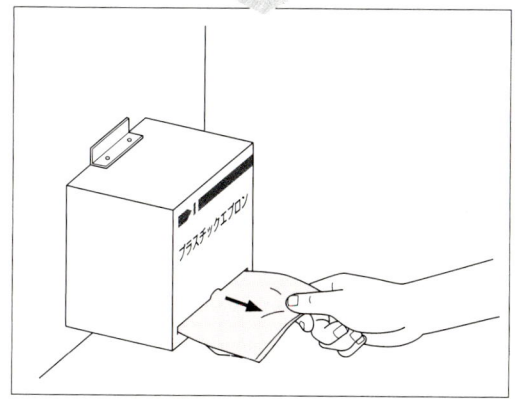

① 箱から1枚ずつ取り出す。

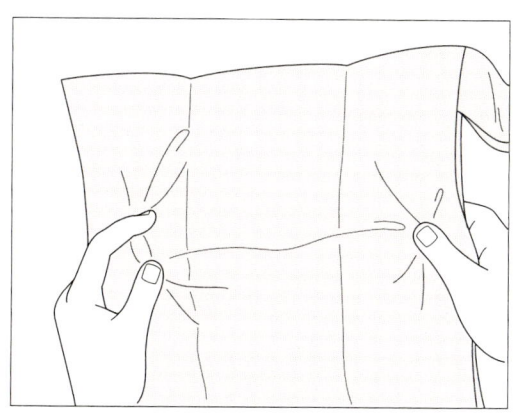

② 縦に二つ折りの状態まで広げる。

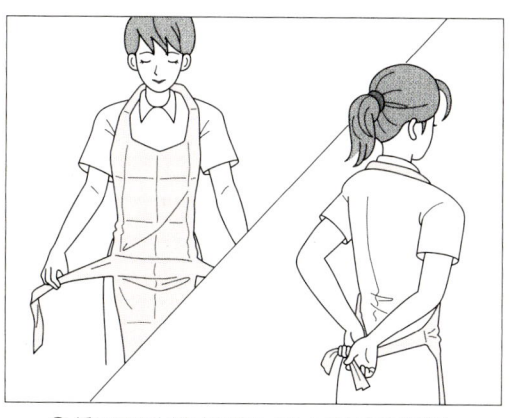

③ 折り目の山側が内側にくるように首の部分を持ってそっとかぶり，腰紐をゆっくり広げて後ろで結ぶ。

プラスチッククエプロンの外し方

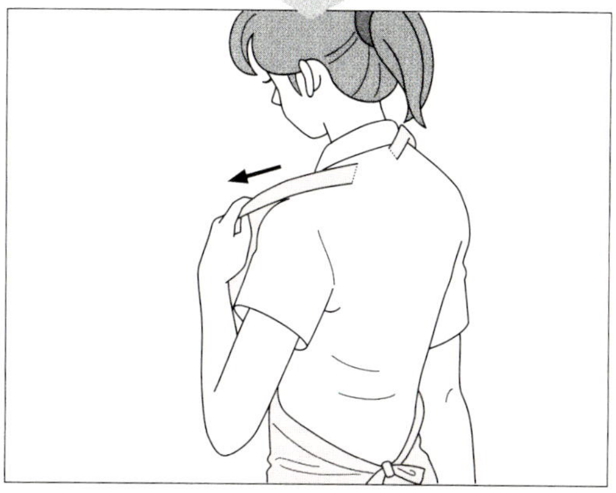

① 首の部分の後ろにあるミシン目の片方を強く引いて切る。

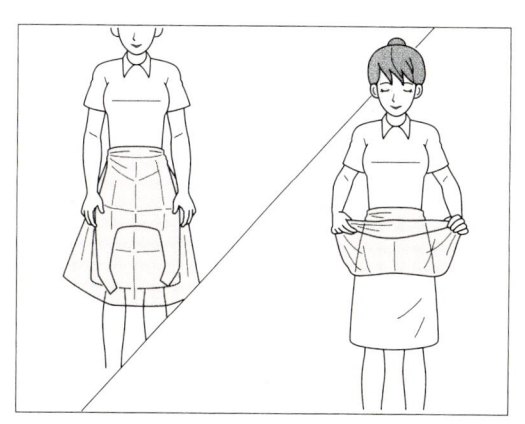

② 腰紐の高さまで外側を中にして折り込む。左右の裾を腰紐の高さまで持ち上げ，外側を中にして折り込む。

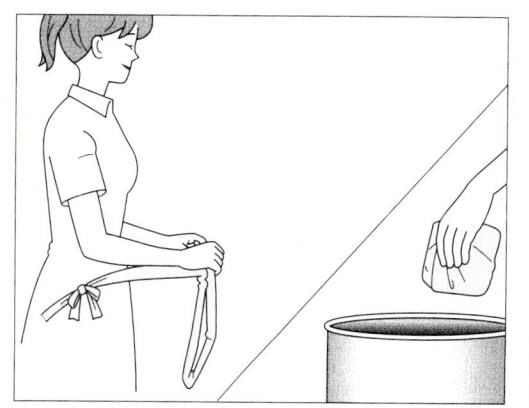

③ 後ろの腰紐を切り，三つ折にして廃棄する。

❸ サージカルマスク

マスクは通常使用する必要はない。ただし、次の場合はサージカルマスクを使用する。

1）患者の咳等で（飛沫）感染する可能性があるとき。
2）訪問看護師等が風邪等をひいているとき。
（ただし、通常、このような場合は在宅ケア業務には携わらない）

ⓐ サージカルマスク（外科用マスク）が必要な場合

- 咳が出る患者にはサージカルマスクをしてもらう。
- 咳の出る患者の1m以内に入る可能性のある医療従事者はサージカルマスクを着用する。
- 誰も咳をしていない室内や、外気中ではサージカルマスクは必要ない。
- 風邪症状のある医療従事者が医療に携わるときはサージカルマスクを着用する。
（EU諸国の病院では、このような場合には従事しないことが標記されている。）

ⓑ サージカルマスクの特徴

- 鼻から口まで広範囲に覆えるように蛇腹構造になっている。
- 水が浸透しないように複層構造になっている。このため飛沫が染みたり通過することはない。水漏れをするマスクもあるので、購入時にテストすること。
- フィットするように鼻の部分に金属が入っている。

ⓒ サージカルマスクの装着方法（ゴムひもタイプの場合）

① サージカルマスクの裏表を確認する。
② サージカルマスクの上部に金具が装着してある。この金具を自分の鼻の形にあわせて曲げる。
③ サージカルマスクの蛇腹の下部を引くと広がる。下部を引き、十分に鼻・口を覆う。
④ 一度外したマスクや、湿潤した場合は交換する。再使用はしない。

3 手袋、プラスチックエプロン、サージカルマスクの取扱い

●● サージカルマスクの着け方 ●●

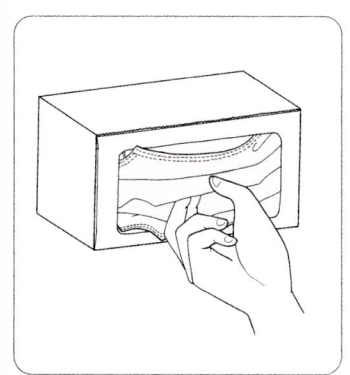

❶ サージカルマスクを取り出す。

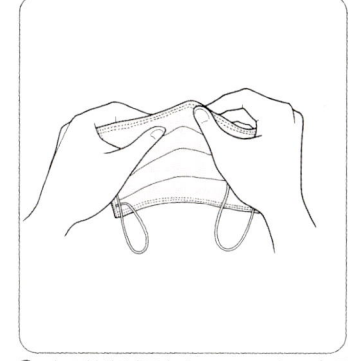

❷ 表の蛇腹が下向きで、マスクの金具が上部にくるように持つ。

❸ 自分の鼻と頬の形に合わせて曲げる。

❹ ひもを耳にかけ、金具を自分の鼻のに合わせる。

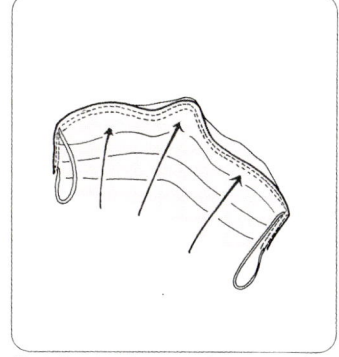

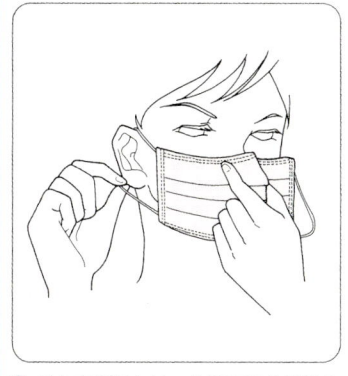

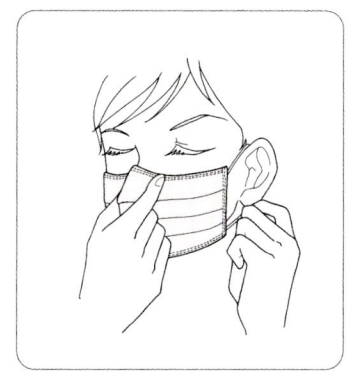

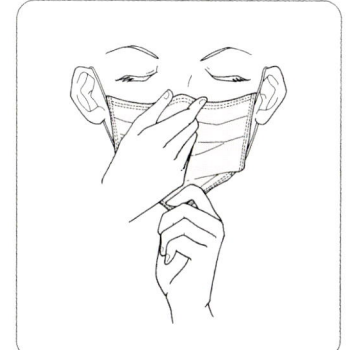

❺ 反対側も同様にする。

❻ 蛇腹を下へ引き、鼻・口を十分に覆う。

4　訪問看護師等、患者及び家族に対する感染予防対策の教育・研修

❶ 教育とフォローアップについて

継続的な教育及びフォローアップは、家庭でのケアが安全かつ治療効果をもたらす形で行われるために、何よりも重要である。

ケアを受ける側、ケアを提供する側、それぞれがある一定の感染予防対策について知識を習得しておくことは必要であり、そのための教育とフォローアップはしっかりと行う必要がある。

患者のケアに従事する人に対する教育・研修は、次の項目が望まれる。

項　目	🚗	🏠
①手洗い	○	○
②手袋・エプロン・マスク	○	△
③清掃	○	○
④洗濯	○	○
⑤食中毒の防止	○	○
⑥消毒・滅菌	○	○
⑦無菌操作	○	△
⑧感染の徴候・症状	○	○
⑨感染の伝播様式	○	○
⑩医療用具・物品の操作方法	○	△
⑪医療用具・物品の保管	○	○
⑫検体の採取方法	○	―
⑬健康管理	○	○
⑭予防接種	○	―
⑮在宅医療廃棄物	○	○

○：必須、△：必要に応じて

❷ 健康管理

在宅ケアにおける健康管理には、患者への感染予防と、患者からの感染予防の両面から配慮する必要がある。

1 患者への感染予防

ケアを受ける高齢者は免疫能や防御機能が低下していることが多く、風邪等の感染を受けやすい。さらに、寝たきりの場合この傾向が強くなり、感染症は致命的にもなりかねないため、訪問看護師等や家族は、普段から個人の健康管理に留意しなければならない。

通常は特別な健康管理の必要はなく、規則正しい生活（栄養、睡眠、休養等）を心がけることが中心となる。また定期健康診断等で、自身の健康状態を把握しておく。ただし、インフルエンザ流行時は外出の後は手洗い・うがいを励行して、積極的に予防する必要がある。

一方、ケアに携わる者がインフルエンザ等に罹患した場合、患者への感染予防に細心の注意を払う必要がある。咳の症状が激しければ、飛沫を介して患者に感染させる可能性が高いため、訪問看護師等はケア業務に携わらないことが必要である。

2 患者からの感染予防

ケアに携わる者が患者から感染を受ける可能性もあるが、患者からの感染予防は、標準予防策を実践することで防御できる。すなわち、患者の血液・体液・排泄物等の取扱いに注意する。ただし、肺結核のように空気感染する疾患は、標準予防策の励行だけでは防御できない。高齢者や寝たきりの患者は免疫機能が低下することで、肺結核が感染、又は再感染している場合がある。患者の咳が長く続く際は、本疾患を念頭において医師の診察を受ける必要がある。

3 まとめ

訪問看護師等や家族等ケアに携わる者が、患者に感染させない、又は患者から感染を受けないためには、標準予防策の観点から整理すると理解しやすい。まとめて以下に示す。

主な感染経路（対象感染症）	注意する症状等	患者に感染させないための予防策	患者から感染を受けないための予防策
空気感染（肺結核等）	長く続く咳	訪問看護師等は、定期健康診断を受診しておく。	患者に咳の続く症状があれば、医師の診断を依頼する。（P.123「結核とは」参照）
飛沫感染（インフルエンザ等の呼吸器感染症）	咳やくしゃみの症状があるとき	訪問看護師等は、症状の激しい時はケア業務をしない。訪問看護師等は、症状があるときはサージカルマスクをする。患者に接する際は、液体石けんと流水で手を洗い、プラスチックエプロンを着用する。	訪問看護師等は、患者に咳やくしゃみの症状があるときは、サージカルマスク・プラスチックエプロンを着用する。また、患者自身にもサージカルマスクを着用してもらう。
接触感染（HBV・HCV等の血中ウイルス感染症、ほとんどの細菌感染症、及び疥癬等）	創傷、皮膚疾患、失禁、下血、嘔吐等	訪問看護師等は、創傷部位、皮膚疾患の部位がある場合、絆創膏やドレッシング材などで覆う（特に患者に接する手指等に創傷等ある場合は注意）。トイレ使用後は必ず液体石けんと流水で手を洗う。	訪問看護師等は、患者の創傷処置、排泄の介助や処置、失禁患者の清拭、口腔ケア等では、手袋・プラスチックエプロンを着用して行う。日頃から患者の皮膚をよく観察する。

5　リネン類の洗濯

　リネン類は、病原体が多数付着しているが、リネンが乾燥している状態では、ほとんど問題ない。

　リネン類は、家族のものと一緒に通常の方法で洗濯する。

　在宅では、家庭用の洗濯機で洗剤を用いて洗い、乾燥させる（乾燥は外気にさらし、できるだけ日光に当てるのが最適である）。

※ 血液・体液・排泄物等が多量に付着した場合、微温湯（30〜40℃）で予備洗浄し、その後洗剤を用いて洗濯する。

　すすぎの段階で次亜塩素酸ナトリウム液を0.01〜0.02％（100〜200ppm）程度入れる。

　一般に汗、涙や唾液から感染することはないとみなせるので、安心して取り扱って良い（例外として、流行性耳下腺炎のときの唾液や流行性角結膜炎のときの涙は感染の可能性が高いので注意する）。

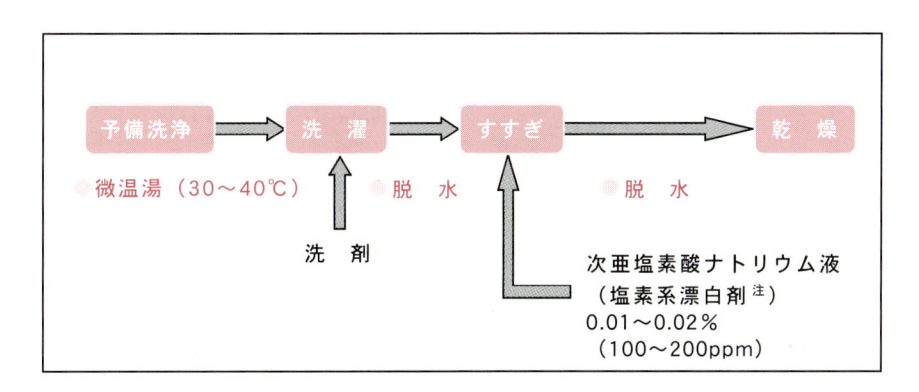

```
予備洗浄 → 洗 濯 → すすぎ → 乾 燥
微温湯（30〜40℃）  脱 水   脱 水
          ↑       ↑
         洗 剤   次亜塩素酸ナトリウム液
                （塩素系漂白剤）注
                 0.01〜0.02％
                （100〜200ppm）
```

●● 血液・体液・排泄物等が多量に付着した場合の手順 ●●

注：塩素系漂白剤（次亜塩素酸ナトリウム液）を使う場合は、
　① 腸管出血性大腸菌感染症の場合
　② 流行性耳下腺炎、流行性角結膜炎の場合
　③ 漂白を目的とする場合

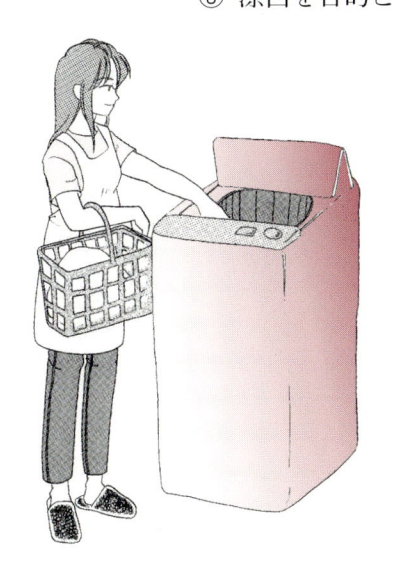

❶ リネン類取扱いのチェックポイント

🚗　1．汚れたリネン類（使用済リネン類）はほこりを立てないように取り扱う。
　　2．乾燥後はアイロンをかけると気持ちがよく、消毒効果もあり有効である。

🏠　1．汚れたリネン類はほこりを立てないように取り扱う。
　　2．湿ったリネン類を取り扱うときは、手袋を使用する。
　　3．乾燥後は、アイロンをかけると気持ちがよく、消毒効果もあり、有効である。

●● 洗濯物とアイロン ●●

> 　洗濯物はできるだけ野外に干し、完全に乾燥させてから、ほこりや昆虫をよく払い、取り込み、たたむ。
> 　しかし、冬場や雨天時で、完全に乾燥させることが困難な場合は、アイロンをかけることが推奨される。アイロンは、熱により消毒と乾燥が同時にでき、患者の使用感も向上する。
> 　イギリスのナーシングホームでは、施設内で洗濯したものはすべてアイロンをかけている。

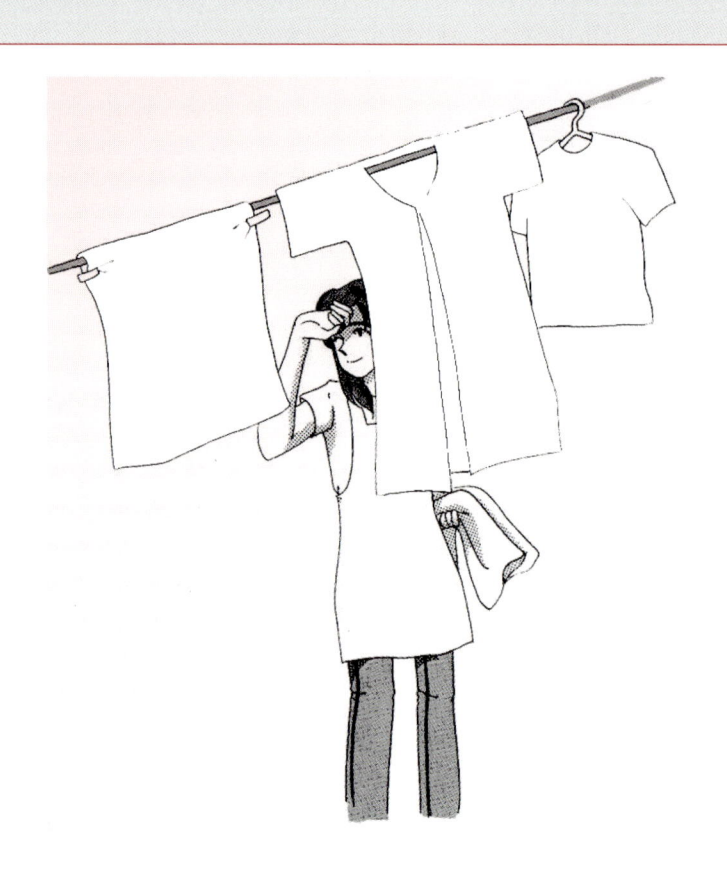

6　針刺し事故防止の注意

　在宅で自己注射をしている患者が、自分で刺した場合は問題はないが、訪問看護師等が針を取り扱うときは、注意が必要となる。
　針刺し事故はリキャップ時、廃棄時に起こることが多いので、以下の対策を実施する。

❶ 針の取扱い

　針を取り扱うときは、以下のような針の取扱いの原則に従い、針を持つ心にゆとりをもって取り扱う。

●● 針の取扱いの原則 ●●

> 　針を含めて鋭利物は、使用・未使用にかかわらず、感染性廃棄物（鋭利なもの）とみなす。
> 1. 針を持って歩いてはいけない。
> 2. 針を人に手渡してはいけない。
> 3. 針をリキャップしてはいけない。
> 4. 使用済の針はその場で使用者自身が責任を持って耐貫通性の針捨てボックスに廃棄する。

　なお、訪問看護師等が針刺し事故を起こした場合は、ただちに針刺し部位の血液をしぼり出し（口で吸ってはいけない）、大量の水道水を用いて洗浄する。その後、上司に報告し指示を受ける。

●● 翼状針の取扱い ●●

> 　翼状針は針が小さく、当然キャップも小さい。また、とぐろを巻いていて、取扱いがむずかしく、事故も多いのでリキャップは絶対に禁止である。一度で刺入できず消毒のやり直しが必要な場合は、その針はそのまま廃棄し、新しい針を使用する。

翼状針の取扱い方

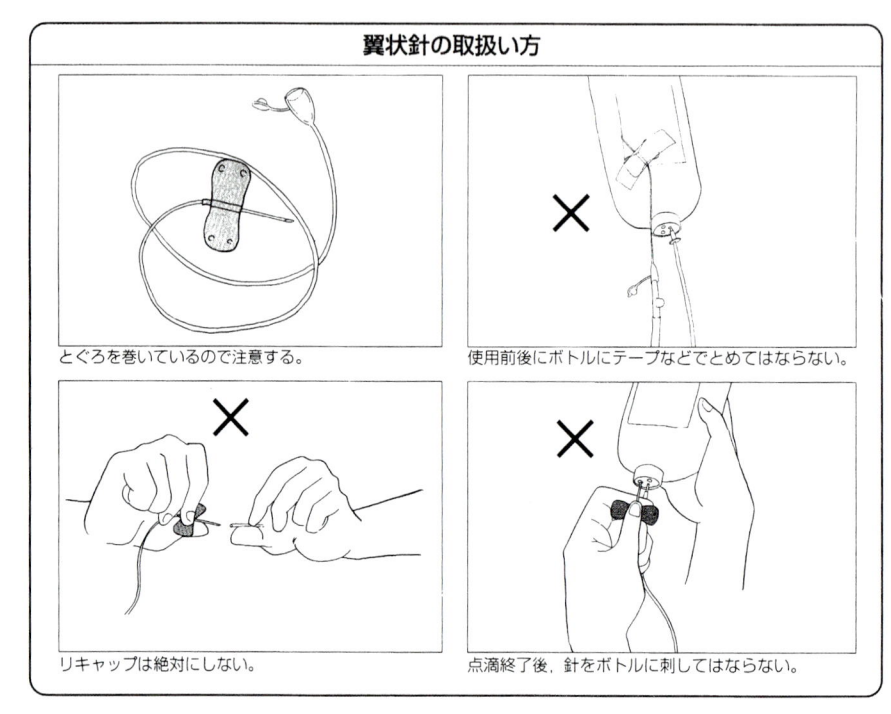

とぐろを巻いているので注意する。

使用前後にボトルにテープなどでとめてはならない。

リキャップは絶対にしない。

点滴終了後，針をボトルに刺してはならない。

使用済みの針はその場で使用者自身が責任を持って直ちに耐貫通性の針捨てボックスに廃棄する。

❷ 針及び鋭利物の廃棄

1. 針及び鋭利物は耐貫通性の容器に入れ、在宅医療廃棄物として一般ゴミ（燃えるゴミ・燃やして処理するゴミ）として廃棄する（この際、バイオハザードマークを貼付する）。
2. インスリンのペンニードルカッター等を利用する。
3. 針捨てボックスを持参し、持ち帰る。

針及び鋭利物は、耐貫通性の容器に入れ、在宅医療廃棄物として一般ゴミ（燃えるゴミ）として廃棄する。

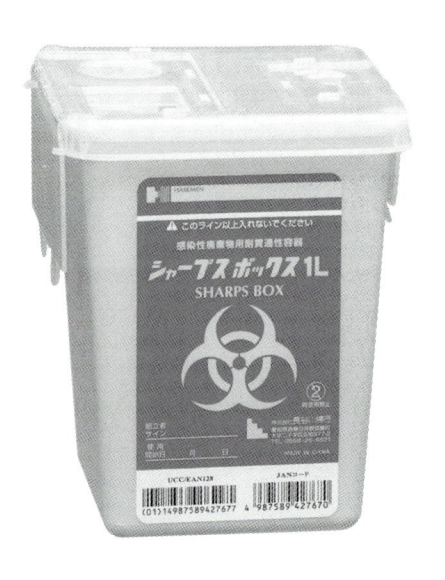

7 在宅医療廃棄物の取扱い

　在宅医療に伴い家庭から排出される廃棄物を「在宅医療廃棄物」という。
従来、医療機関の中でのみ行われてきた高度の医療技術が、在宅においても実施されるようになった。この結果、医療機関からのみ排出されるような、注射器や点滴バッグ、チューブ類等の在宅医療廃棄物が、一般家庭からも排出されるようになってきた。ところが、一部の市町村においては、自己腹膜灌流法（CAPD）用のバッグ、チューブ等のプラスチック類が収集の対象外とされ在宅医療が困難となったり、ごみ収集時に清掃従事者が針刺し事故にあう等の報告がある。
　したがって、在宅医療廃棄物は排出者が責任を持って安全に処理することが必要である。

1 在宅医療廃棄物の種類

　主な在宅医療の種類とそこから排出される可能性のある代表的な在宅医療廃棄物を表8に示す。

表8　主な在宅医療廃棄物

在宅医療の種類と処置	主な在宅医療廃棄物
在宅自己腹膜灌流法 （CAPD）（腎不全等）	CAPDバッグおよび付属チューブ類、脱脂綿、ガーゼ類等
在宅自己注射療法 （糖尿病、血友病、小人症等）	ディスポーザブル注射器、ペンニードル型注射器、自動注入シリンジポンプ、採血用穿刺針、試験紙、脱脂綿、ガーゼ類等
在宅酸素療法 （高度慢性呼吸不全症、肺気腫等）	チューブ類、脱脂綿等
在宅成分栄養経管栄養法 （経管栄養法）	栄養チューブセット、脱脂綿、ガーゼ等
在宅中心静脈栄養法 （HPN）	輸液セット（輸液バッグ、注入ライン、注射器、針等）、脱脂綿、ガーゼ等
在宅自己導尿法	導尿用ディスポーザブルカテーテル、脱脂綿、ガーゼ等
在宅人工呼吸法	気管カニューレ、チューブ類等、脱脂綿、ガーゼ類等
在宅悪性腫瘍療法	ディスポーザブル注射器、中心静脈用カテーテル、脱脂綿、ガーゼ等
在宅自己疼痛療法 （難治性慢性疼痛症等）	脱脂綿、ガーゼ等
人工肛門・人工膀胱造設	便、尿を受けるストーマバッグ、パウチ等
その他の療法	膀胱留置カテーテル、導尿用カテーテル、鼻腔栄養用チューブ、脱脂綿、ガーゼ、紙おむつ類等

医療機関で発生した医療廃棄物については、事業者が処理することは法律「廃棄物の処理及び清掃に関する法律」（昭和45年、法律第137号以下「廃棄物処理法」）で義務づけられている。家庭から発生する在宅医療廃棄物は同法により一般廃棄物であることから、第6条の2第1項の規定に基づき、市町村が一般廃棄物処理計画に従って、その区域内における当該廃棄物を生活環境の保全上支障が生じないうちに収集、運搬、処分しなければならないことになっており、厚生省は平成10年7月の厚生省衛環第71号（平成10年7月30日）通知、「在宅医療に伴い家庭から排出される廃棄物の適正処理の推進について」の通達を出している。

　在宅医療廃棄物を排出する側は、ごみ収集等の針刺し・切創事故や、血液・体液曝露事故が絶対に生じないように注意深く排出する必要があると同時に、患者のプライバシーの保護にも努めねばならない。

●● バイオハザードマーク ●●

　感染性医療廃棄物の廃棄容器に表示するマークで、国際的に統一されている**(右図)**。
マークの色によって内容物が分別される。

〈色による内容物の分別〉
赤色： 血液等の液状物
橙色： 血液等の付着した固形物
黄色： 注射針等鋭利なもの

・在宅医療廃棄物は、すべて一般廃棄物として、家庭から排出することになっている。
・液状のものは、糞尿と同様通常下水に流して差し支えない。ここで問題なのが、鋭利物の処理である。鋭利物の処理は、バイオハザードマークをつけ、燃えるゴミとして排出する。この際、堅牢な容器に表示（バイオハザードマークを貼り付ける）することが推奨されている。（P.66参照）
・本マークは、調剤薬局、病院薬局から鋭利物を伴う投薬を受けた時に、同時に提供されるように検討されている。

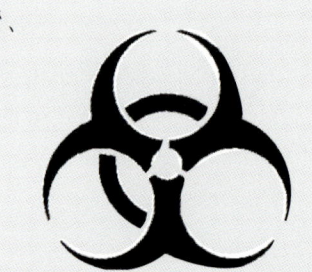

❷ 在宅医療廃棄物取扱いの注意

　標準予防策の基本的考え方に基づいて、湿性の血液・体液・排泄物等が付着しているものは、感染源となる可能性を有することから、家族以外の者が在宅医療廃棄物の処理を行う場合は、プラスチックエプロン、手袋を着用する。

　また、抗がん剤等の毒性の強い薬品の場合も、プラスチックエプロンや手袋を使用する。もし、皮膚に着いたら直ちに洗い流す等の処置を行う。いずれの場合も新聞紙等に包み、付着液がもれないようにプラスチックの袋に入れて排出する。

　処理後、手を液体石けんと流水でよく洗う。

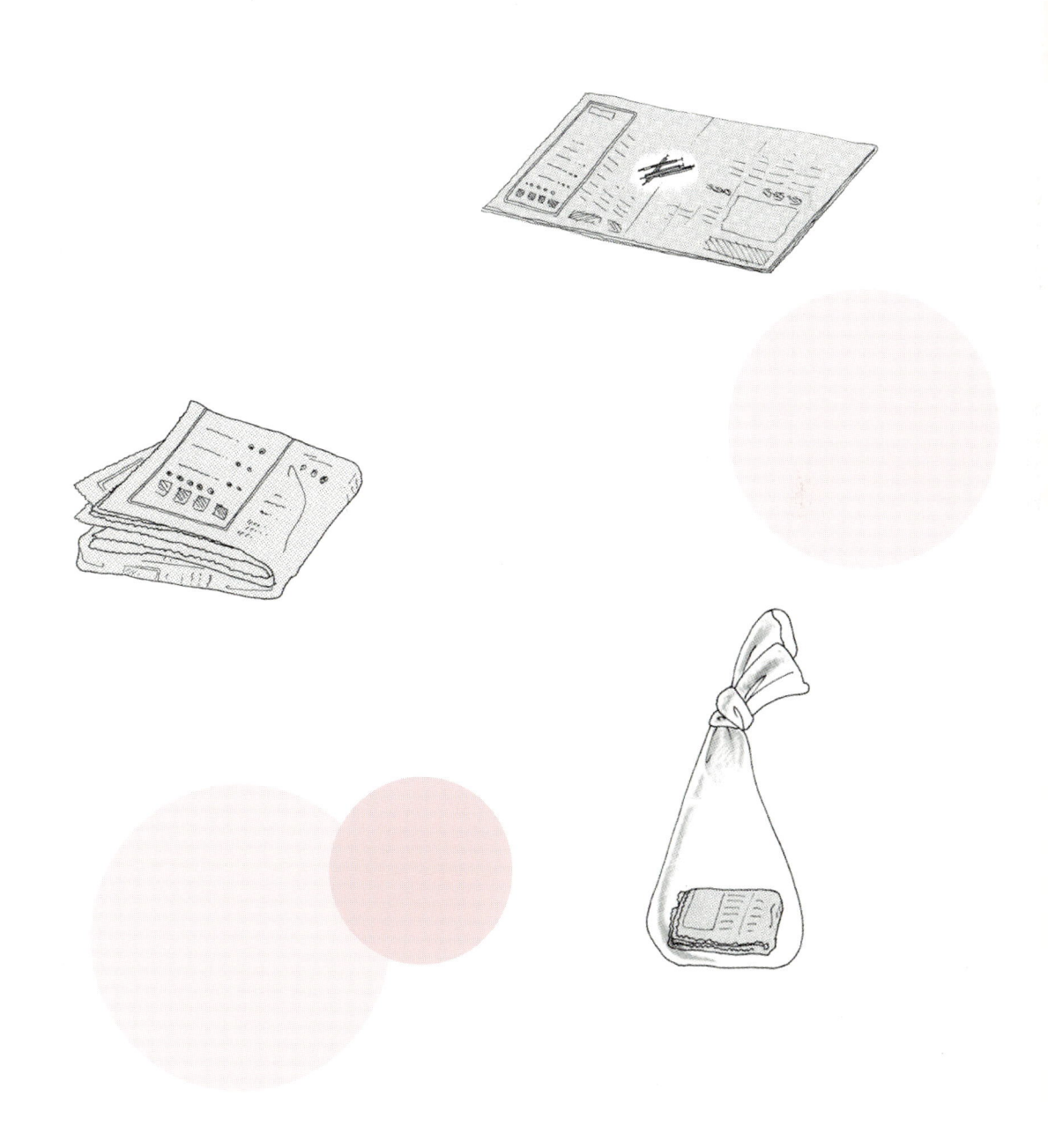

❸ 在宅医療廃棄物の具体的な処理

処理のポイントは、①訪問看護師等の職務感染からの防御、②ごみ収集時等の針刺し事故の防止、③患者のプライバシーの保護である。

区分	具体的方法	注意事項
鋭利なもの： 針及び破損して鋭利になるものを含む （耐貫通性のある堅牢な容器に入れて可燃ゴミとして排出する）	①リサイクル分別される可能性のある容器（カン、ビン、ペットボトル等）に入れて排出してはいけない。 ②糖尿病自己注射は使用本人がリキャップして排出する。 ③しっかりと封がされているか確認する。 ④取扱注意と記載するかバイオハザードマーク（黄）を付ける。	①梱包等が患者に対して過度の負担にならないようにする。 ②患者の人権を侵すことのないよう配慮する。 ③清掃従事者の針刺し事故等が起きないように十分な配慮をする。
固形状のもの： バッグ、チューブ、ガーゼ、綿球等 （内容物が出ないようにプラスチックの袋に入れて可燃ゴミとして排出する）	①内容物が袋からやぶれ出ないように、袋に入れすぎないこと。75％入れたら封をする。 ②市町村によってはプラスチック類の一部を不燃ゴミとして取り扱う自治体もあるので注意する。 ③しっかりと封がされているか確認する。	①水分等が滲出しないようにする。 ②なるべく空気を抜いて折りたたんで体積を小さくする。 ③患者の人権を侵すことのないよう配慮する。
液状のもの： CAPDの排泄液等	下水に流す。トイレに流す。	こぼさないように取り扱う。

※作業終了後は、液体石けんと流水で手を洗い、洗った手を完全に乾燥させる。

医療機関は、医療の専門家の立場から、自分の患者が安全かつ適正な在宅医療廃棄物の排出を行えるよう必要な情報を提供し、指導を行うことが必要である。

　在宅医療廃棄物の処理にあたる市町村等からの求めに応じて情報の提供を行う。また、排出方法の詳細については、各市町村が方法を定めている場合もあるので、事前に確認する必要がある。

　在宅医療廃棄物の排出者は、医療を必要としている患者（弱者）であることから、協力の程度も、患者の病状や療養環境に応じて異なることに留意する必要がある。このため、国や市町村（廃棄物担当部署、福祉医療担当部署も含めて）医療機関等の医療提供者は、在宅医療廃棄物の処理が患者にとって過重な負担となり療養の妨げとならないように、また患者の人権を保護するため個人のプライバシーには十分配慮して実施していくことが大切である。

　現在訪問看護ステーションは、廃棄物処理法における「医療関係機関等」に含まれていないため制度上の扱いが不明な点もあるが、訪問看護時に使用した針等の鋭利物は耐貫通性の容器を持参して、看護師等が訪問看護ステーションに持ち帰り一般ゴミとして処理するか、関係医療機関へ持参し回収することが考えられる。調剤薬局についても糖尿病等の自己注射に使用する注射器や薬剤等は調剤薬局から提供されることから、在宅医療廃棄物に関する薬局の果たす役割について確立する必要もある。

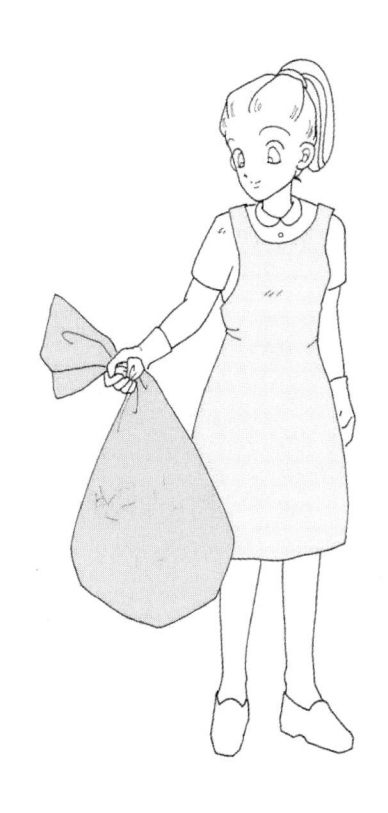

衛　環　第７１号
平成10年７月30日

各都道府県
一般廃棄物処理行政担当部（局）長　殿

厚生省生活衛生局
水道環境部環境整備課長

在宅医療に伴い家庭から排出される廃棄物の適正処理の推進について（通知）

　標記については、かねてよりご尽力を願っているところであるが、在宅医療の普及に伴い、注射器、点滴バッグ等が一般家庭からも多く排出されるようになってきた。この結果、一部の市町村においては、こうした廃棄物の扱いに混乱が生じている例や、一方でごみ収集時に針刺し事故等が発生している例が報告されているところである。在宅医療の推進は、今後の高齢化社会においてますますその重要性が指摘されているところ、これに係る廃棄物の適正な処理が強く望まれているところである。
　ついては、貴管下市町村等に対し、在宅医療に伴い家庭から排出される廃棄物（以下「在宅医療廃棄物」という。）の適正な処理の推進、及びごみ収集時の安全確保の観点から、下記事項に留意の上、ごみ処理事業を実施されるよう周知徹底方よろしくお願いする。
　なお、在宅医療廃棄物の適正な処理については、今般、財団法人廃棄物研究財団が、厚生科学研究費補助金を受け、別添のとおり「在宅医療廃棄物の適正処理方策に関する研究報告書」をとりまとめたところであるので、参考とされたい。

記

１　在宅医療廃棄物は一般廃棄物であることから、廃棄物の処理及び清掃に関する法律（昭和45年法律第137号。以下「廃棄物処理法」という。）第６条の２第１項の規定に基づき、市町村が一般廃棄物処理計画に従って、その区域内における当該廃棄物を生活環境の保全上支障が生じないうちに収集し、これを運搬し、及び処分しなければならないこととなっている。
　したがって、在宅医療廃棄物の収集を通常の収集方法以外の方法で行う場合には、予め患者団体や都市医師会等の関係団体から事情を十分に説明聴取し、その理解を得て一般廃棄物処理計画の中に位置づける等の所要の手続きをとり、生活環境の保全上支障が生じないうちに収集し、これを運搬し、及び処分し得ることが必携となること。また、こうして決められた収集方法については、予め住民に対して普及・啓発に努めること。

２　糖尿病用自己注射等の実施に伴って家庭から排出される使用済みの注射針等の廃棄物は、ごみ収集時等の針刺し事故の原因となること等を踏まえ、住民等に対し次のように指導されたい。
(1)　医師等の指示等に基づき医療機関に持参する際には、危険防止の観点から堅牢で耐貫通性のある容器を用いることが望ましいこと。
(2)　通常のごみ回収に排出する場合は、危険防止の観点から、予め針部分にキャップを被せた上で、堅牢で耐貫通性のある容器に入れて排出すること。その際、安全な処理の確保の観点から、「廃棄物処理法に基づく感染性廃棄物処理マニュアル」（平成４年８月13日付衛環第234号厚生省生活衛生局水道環境部長通知の別紙）に基づき、医療関係機関等から感染性廃棄物を排出する際に運搬容器に付けることとされているバイオハザードマークの付いた容器がある場合にはそれ（ない場合は「取扱注意」等の記載をした容器）を利用すること。
　また、空き缶やペットボトル等に入れて廃棄することは、リサイクル選別される可能性があることから望ましくないこと。
　なお、注射針等は衛生的処理の観点から燃えるごみとして処理することが望ましいので、市町村においては、体制を整備するとともに、地域住民に対して可燃ごみとして排出するよう指導に努められたいこと。

参考：アメリカ合衆国における、家庭への配布文書

Disposal Tips for Home Health Care
（在宅医療に伴う廃棄物の排出方法についてのしおり）
（米国EPA：Environmental Protection Agency連邦環境保護庁作成）

要 旨

~ 在宅で療養中の方々へ ~
お願い

① 針類、注射器等、穿刺針類、その他鋭利なものは、必ず硬質プラスチック製や金属製の容器に入れ、ねじ込み式の蓋をするか、それらのものが外部に絶対に飛散しないように蓋をするようにしてください。

② 使用する容器は、家庭内にある色々な容器を用いてもよいし、特別設計の医療用の鋭利物廃棄用の専用容器を使用しても結構です。

③ 注射針等を入れた容器を廃棄する前に、もう一度、粘着テープ等で、閉じ口を補強することを忘れないでください。

④ リサイクル用として出される容器、店へ戻す容器、ガラス製容器、透明なプラスチック容器には絶対に入れないでください。

⑤ 鋭利なものを入れた容器は何であれ、子供やペットが触れることができないような安全な場所に必ず保管してください。

⑥ 鋭利なもののほかに、使用して汚れた包帯類、シーツ類及び医療用手袋も、家庭ごみと一緒に捨てる前に、プラスチックバッグに入れ、しっかり口を閉じてから、ごみ箱へ出してください。

⑦ やむを得ずリサイクル可能な容器に入れて出す場合は、リサイクルに回収される容器とは、はっきり分別して出してください。たとえば「リサイクル不可」とラベル表示することも一案です。

　皆さんのこうしたちょっとした心掛けが、収集する人や周囲の人々を、負傷事故から守ってくれるのです。

~ 適正排出にご協力をお願い致します ~

在宅医療廃棄物の適正処理方策に関する研究報告書より転載

8　食器類の取扱い

　患者が使用した食器類は、感染のリスクはほとんどない。したがって、在宅での患者の食器類の取扱いは、通常の衛生的な取扱い（洗浄・乾燥）でよい。すなわち、患者の食器類だけ別に取り扱ったり、消毒したりする必要はない。また、ディスポーザブルの食器類を使用する必要もない。家族のものと一緒に洗って、洗浄後、完全に乾燥させればよい。また、患者の食べ残しについても特別な処理をする必要はなく、通常の取扱いでよい。

　なお、食器類の乾燥にふきんを使用する場合には注意が必要である。ふきんは、細菌汚染を受けやすく、また、生乾きの状態では細菌が急速に増殖するため、常に乾燥した清潔なものを使用する。使用後は洗剤をつけて十分に洗浄し、完全に乾燥させる。ふきんを消毒する場合は、煮沸するか、次亜塩素酸ナトリウム液（キッチンハイター®等）で消毒する。

> **Memo　ふきんとまな板の消毒**
>
> 　市販の家庭用台所漂白剤（キッチンハイター®等）の次亜塩素酸ナトリウム液の濃度は5〜6％である。使用量の目安は、ふきんで150倍希釈液（0.03% 300ppm）、まな板で100倍希釈液（0.05% 500ppm）である。

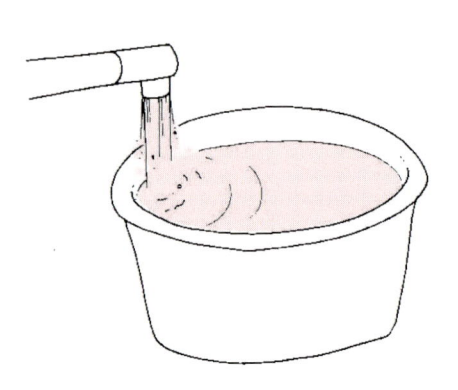

8 食器類の取扱い

●● 使用後の食器類の取扱い方法 ●●

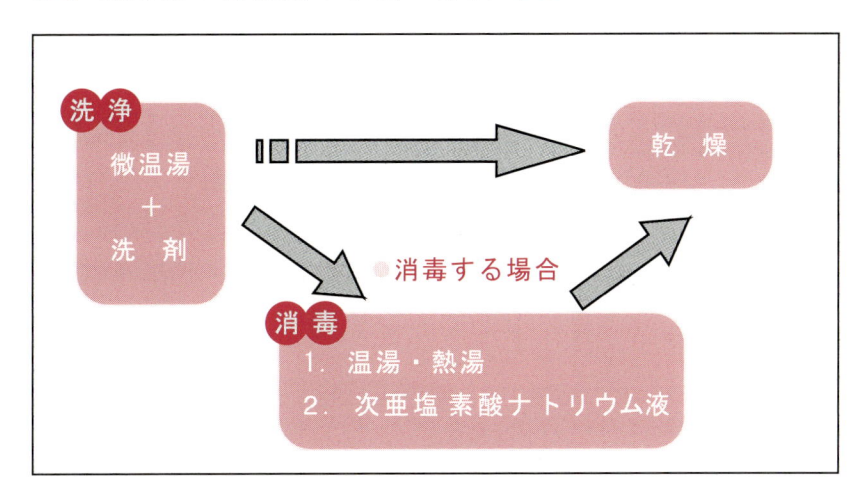

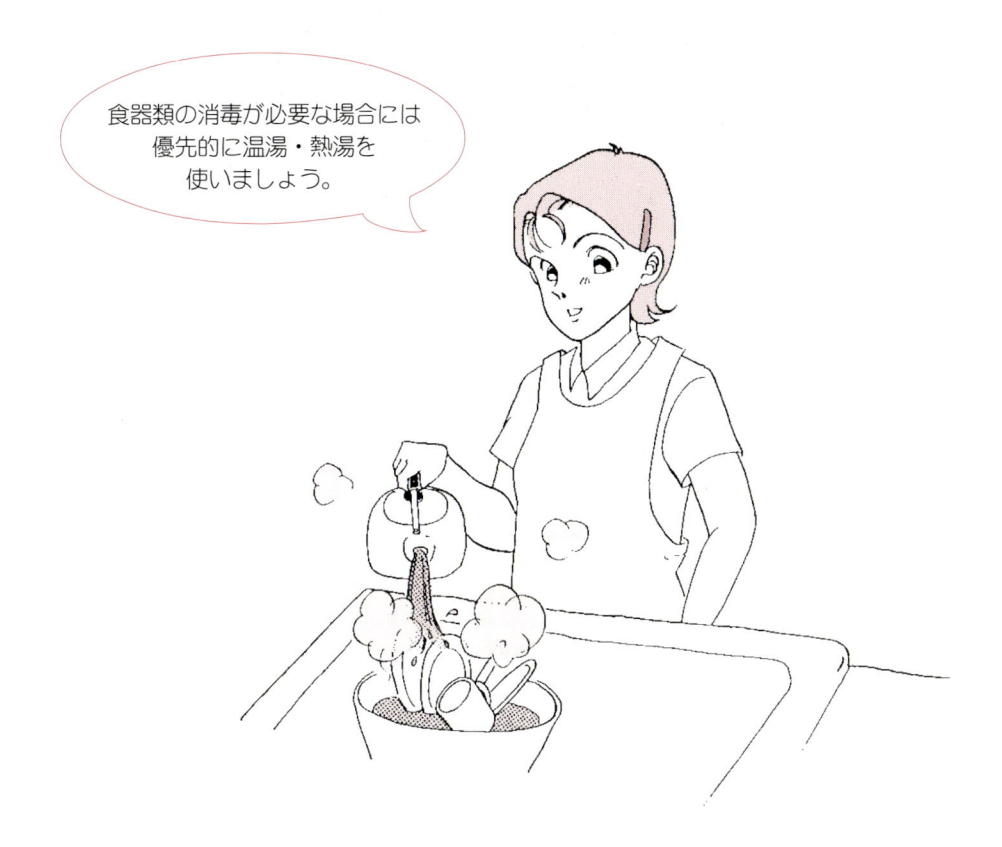

洗浄
微温湯 ＋ 洗剤
→ 乾燥

消毒する場合

消毒
1. 温湯・熱湯
2. 次亜塩素酸ナトリウム液

> 食器類の消毒が必要な場合には優先的に温湯・熱湯を使いましょう。

9 食中毒の予防

患者にとって食事は療養生活の中での楽しみの一つである。したがって、「おいしい食事」への配慮が望まれる。しかし、免疫力が低下している患者に対しては同時に当然「安全な食事」への配慮が必要である。ここでは、安全な食事への配慮、すなわち食中毒の予防対策を、どのように実施したらよいかについて具体的に述べる。

1 食中毒の原因と対策

食中毒のほとんどは微生物（細菌・ウイルス）が原因で起こっている。「微生物性食中毒予防の3原則」を以下に示す。実際に食中毒を予防するためには、食品や調理器具等を十分に洗浄すること、食品の温度管理（調理、保存）に注意すること、手洗いを励行すること等が主な対策となる。

●● 微生物性食中毒予防の3原則 ●●

① 微生物をつけない（汚染防止）
② 微生物を増やさない（増殖防止）
③ 微生物を殺す（殺菌）

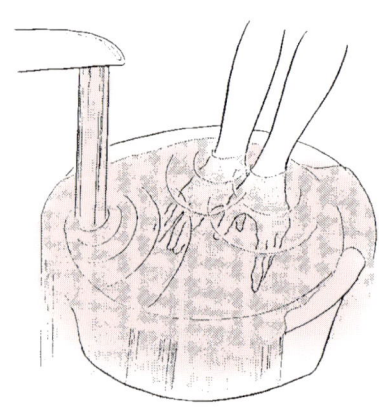

生野菜は流水下
十分な水で洗浄する。

❷ 食品取扱い時の注意

　食品を取り扱うときは、①清潔 ②迅速 ③温度管理を守ることが必要である。特に温度管理は重要である。細菌の増殖には、栄養、温度（細菌の発育至適温度帯約20〜50℃）、湿度が必要だからである。食材は流水等で十分に洗い、調理時には十分に加熱（食品の中心温度が75℃ 1分以上）し、調理した食品は速やかに食べること。

　なお、食品を保存する場合には、冷蔵庫に入れて低温で保存する。低温保存する場合でも、冷蔵庫を過信せずなるべく早く調理して食べることが大切である（低温で菌が死滅するわけではない。低温で増殖する菌にエルシニア、リステリアが知られている）。加熱しても防げない食中毒が存在する。菌が産生する耐熱性外毒素による食中毒で、黄色ブドウ球菌の場合がこれに相当する。

　食品別の調理時の注意点は次のとおりである。
a. 野菜類：流水下で十分に泥等を洗い流す。
b. 食肉類：生肉は、サルモネラ、カンピロバクター、病原性大腸菌に汚染されている可能性がある。ただし、加熱で殺菌できるので十分に加熱すること。ひき肉は、生肉の表面に付着した細菌が混ざり込んでいるため、加熱時に内部に熱が十分に行きわたるように注意すること。また、冷凍食品の場合は必ず完全に解凍させてから加熱すること。
c. 魚介類：魚介類では、海産のものが腸炎ビブリオに汚染されている可能性がある。ただし、加熱により殺菌できるため、十分に加熱すること。腸炎ビブリオは真水に弱いため、まな板等は、まず十分な水で洗い流すことが重要である。
d. 　卵　：生卵は、卵内及び卵殻表面がサルモネラに汚染されている可能性がある。加熱で殺菌できるので十分に加熱すること。また、割卵したらすぐに調理する。生卵は別の食器を用意するか、あらかじめ割ってから食卓に出す（殻付きの生卵を入れた同じ食器に、割って入れてはいけない）。

❸ 調理者が注意すること

　　調理者は清潔な手で調理する。爪は短く切っておく。
　なお、手に切り傷がある場合には、細菌が付着しやすくなるので防水性被覆材で傷を覆う。化膿創がある場合には、黄色ブドウ球菌に感染している可能性があるため、手袋等をして直接食品にさわらないようにする等の配慮が必要である。
　手洗いの励行は、食中毒予防の大原則である。したがって、調理者は下記に示す手洗いのタイミングを基本にして的確な手洗いを実施することが重要である（手洗いの項参照）。手は洗った後、乾いた清潔なタオルで完全に乾燥させることが必要である。なお、台所での手洗いは、手の表面の通過菌を除去することが目的である。したがって、液体石けんと流水による手洗いを行う。
　また、加熱調理された食品を保存する場合、たとえ再加熱する場合であっても、冷蔵庫に保存する。これは、芽胞菌（バチルス属）による食中毒を防止するためである。

●● 台所における手洗いのタイミング ●●

> ○ 調理をはじめるとき。
> ○ 生の食肉類、魚介類、卵殻等にさわったあとで、他の食品や調理器具にさわるとき、等。

❹ 調理器具の取扱い

　包丁、まな板、ふきん等の調理器具は、食品間の交差汚染を防止するために、洗浄、消毒、乾燥を的確に実施する必要がある。包丁、まな板はその都度洗剤で十分に洗い、必要に応じて（生の食肉類・魚介類に触れた場合）熱湯をかけて消毒する。なお、まな板の消毒には、台所用漂白剤（次亜塩素酸ナトリウム：キッチンハイター®等）や日光も有効である。調理器具は洗浄又は消毒した後、十分に乾燥させる。

a. まな板： まな板は微生物に汚染されやすい。したがって、裏表で野菜用と肉・魚介類用に使い分ける等食品間の交差汚染を予防するための工夫をする。
　　　　　　表面が傷つきやすい木製まな板より、プラスチック製のまな板の方が清潔を保ちやすい。

> **Column　A型肝炎の感染予防対策**
>
> 　A型肝炎はエンテロウイルスに属するA型肝炎ウイルス（Hepatitis A virus：HAV）を病原体とする感染症である。感染経路は糞口感染である。ウイルスは患者の糞便中に排泄されるため、この糞便に汚染された水や飲食物を介して感染が成立する。
>
> 　A型肝炎患者は、入院・治療が必要である。A型肝炎患者をケアする者は、接触感染（糞口感染）を防止するため、通常の患者と同じく標準予防策の考え方に基づき、手洗いの励行（オムツの交換後、食事の前等）が必要である。また、糞便に接触する可能性があるときは手袋を着用する。手袋を外した後は必ず手を液体石けんと流水でよく洗い、洗った手を完全に乾燥させる。

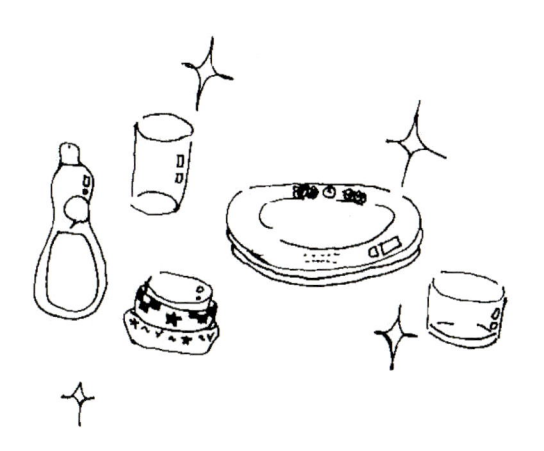

10　清　掃

　　患者が療養生活を安全快適に過ごすためには、患者の生活環境を整備することが重要となる。特に、免疫力の低下した患者に対しては呼吸器感染症を予防する目的で、ほこりの少ない環境作りが必要である。ここでは、患者が一日の大半を過ごす寝室を中心に、トイレ、風呂場等、患者の生活環境を整備する際のポイントを述べる。

❶ 寝　室

　　寝室として望ましい条件は次のとおりである。
① 適当な広さがある。
　　➡　ケアする人等が動きやすい。
② 日当たりのよい窓際に布団、ベッド等が置いてある。
　　➡　患者の心身によい影響を与える。
③ 寝室にはできるだけ物品を置かない。
　　➡　清掃がしやすく、ほこりがたまりにくい。

　　最近の住宅は、気密性が高いため、結露が生じやすく、カビ等が発生しやすくなる。そのため、寝室は適度に換気を行い、寝室を乾燥させることが必要である。したがって、患者の寝ている寝室で洗濯物を干さない。干せば当然、寝室の湿度が高くなり、カビ等が発生の原因となる。
　　カビはアレルギーの原因となるばかりでなく、*Aspergillus fumigatus*　（アスペルギルス）等呼吸器感染症の原因にもなりうる。

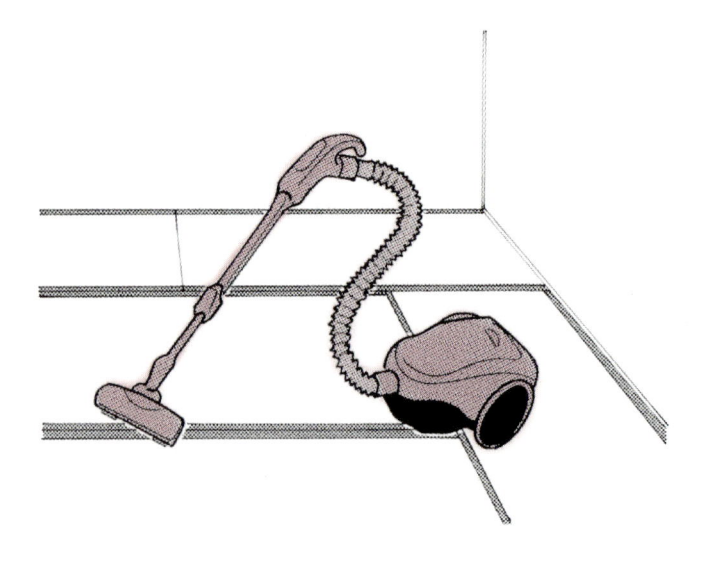

❷ 清　掃

　　患者の生活環境の整備の基本は、整理整頓、清掃で清潔を保つことである。通常、環境を消毒する必要はないが、室内はほこりをたてない清掃、すなわち、湿式による清掃を実施する。トイレや風呂場は清掃（洗浄）後、十分に乾燥させることが重要である。清掃の具体的方法について、表9にまとめる。

表9　清掃の方法と注意事項

場所	清掃の具体的方法	備　考
寝室	・ほこりを立てない清掃 　清掃時は窓をあける。 　掃除機の場合： 　　ヘパ（HEPA）フィルター式の掃除機にするか、排気口を室外に向ける。 　ほうきの場合： 　　茶殻又は濡らした新聞紙等を利用する。 ・よく絞った雑巾で清掃 　雑巾は使用後よく洗い、乾燥させる。 　湿ったまま放置された雑巾には、緑膿菌類が繁殖する。	・ベッドの下も掃除する。 ・布団の管理 　消毒の必要性は通常ない天日干し（日光消毒）、布団乾燥機の利用も有用 ・シーツ交換の時期　週1回以上 ※血液・体液・排泄物等で汚染したり、皮膚落屑物・汗等で濡れたときは、その都度交換する。 ・マットレスは通常何もしなくてよい。
トイレ	洋式： 　温湯と洗剤を使用し、清掃を行い、乾燥させる。 ポータブル： 　温湯と洗剤を使用し、洗浄、乾燥させる。 🚗：排泄物の処理時には、手袋とプラスチックエプロンを使用する。	・むやみに消毒剤を使用しない（下水処理、活性汚泥に影響を与える場合がある） ・ポータブルの臭い消しには、下水処理、活性汚泥に影響を与えない製品を使用するよう留意すること。
風呂	・毎日、ぬめりを取り、よく洗う。 ・未使用時は、風を通して、乾燥させておく。	・患者の使用後、通常は消毒の必要はない。 ・消毒が必要な時は温湯・熱湯又は、次亜塩素酸ナトリウムを使用する。 ・皮膚落屑物の多い患者、皮膚炎の患者は、最後に入浴するか、湯を交換する。

※清掃終了後は、液体石けんと流水で手を洗い、洗った手を完全に乾燥させる。

> **Column** 患者の寝ている寝室のほこりを減少させるメリット

○ 喘息の発作が減少する。
○ 咳の回数が減少する。
○ 痰が溜まらなくなる。
○ 重症者においては、痰の吸引回数が減少する。
○ キズやカテーテルの管理時（無菌操作時）に感染の機会が減少する。

> **Column** 24時間風呂・加湿器とレジオネラ肺炎

○ 長時間40℃程度に加温され、循環している水中ではレジオネラが増殖しやすい。レジオネラは本菌を含む水蒸気の吸引により重篤なレジオネラ肺炎をひきおこす。
○ 24時間風呂は原則として使用しない。とくに、風呂のお湯を吸い上げた形のシャワーの使用は禁止である。
○ 同様に加湿器の水にもレジオネラが増殖しうる。加湿器の水は毎日とりかえ、水の容器もそのたびに洗浄・乾燥する。

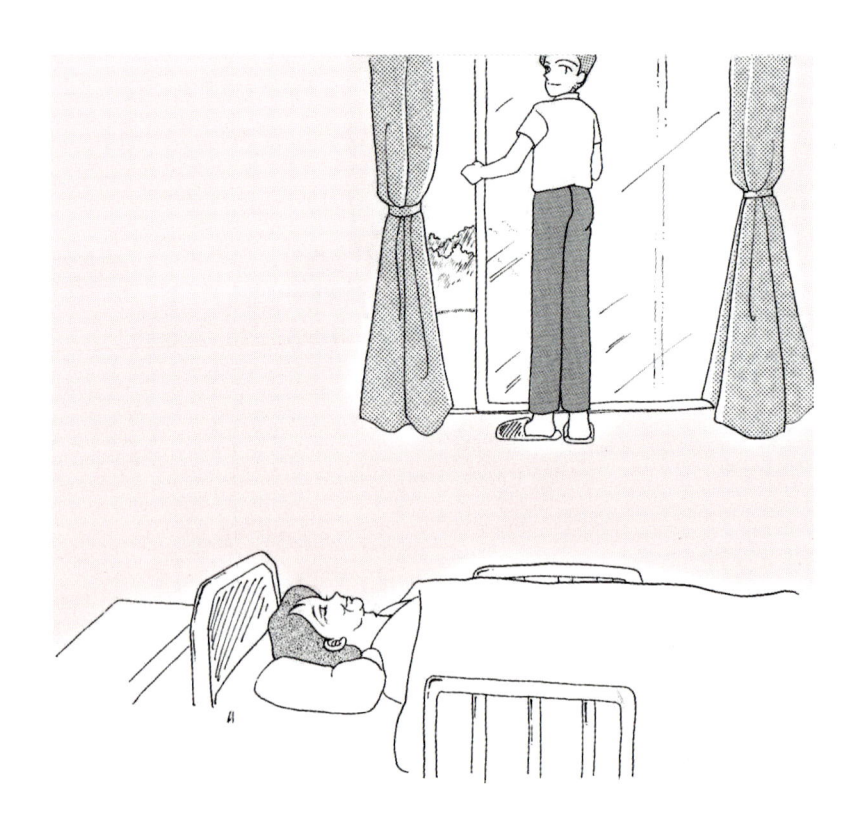

11　在宅医療と消毒・洗浄

　感染経路で最も重要な経路は接触感染であり、その対策の基本として手洗い、消毒・洗浄・乾燥が重要なことは病院と在宅で区別はない。

　感染予防対策上、病原体を除去する方法として滅菌・消毒・洗浄・乾燥がある。しかし、家庭においては、滅菌されたものが配給されることはあっても、滅菌処理を行うことはない。したがって、在宅での感染予防対策の基本は消毒・洗浄・乾燥になる。ここでは、正しく消毒を行うために必要な知識を整理しながら、具体的方法について述べる。

1 滅菌・消毒とは

　滅菌及び消毒の定義は次のとおりである。

> **滅菌の定義**：すべての微生物を殺滅させるか、完全に除去すること。
> **消毒の定義**：人体に有害な微生物の感染性をなくすか、数を減らすこと。

　なお、滅菌と消毒の違いを理解するうえで、いくつかの注意点がある。

a. 同じ消毒でも、器具・器械に対する消毒と人体に対する消毒では考え方が異なる。人体は常在菌を持っているため、洗い流す、拭き取る、微生物の数を減らすと理解する。
b. 消毒するものが、必要とされる消毒のレベルに合致しているかを確認する。すべてを消毒する必要はなく、洗浄・乾燥でよい場合もある。
c. 十分な洗浄は病原体数を減少させ、消毒に近い効果を示す。
d. 滅菌のレベルが必要な場合には、消毒のレベルで対応してはならない。しかし、家庭においては滅菌のレベルが必要とされることはほとんどない。なお、滅菌されたものでも、開封後は直ちに無菌状態ではなくなり、開封後長時間置いてあるものは清潔ではないことに注意する。

❷ 消毒の方法

消毒の方法としては、物理的方法と化学的方法がある（表10）。物理的方法は、効果が確実で、残留性等の心配もなく、経済性に優れている。

家庭における消毒の第一選択肢は、熱（温湯・熱湯、蒸気）による消毒である。第二選択肢は、消毒剤を使用しての消毒であり、消毒剤は熱に耐えられないものに対して使用する。

表10　微生物を除去する方法

レベル	物理的方法	化学的方法
滅菌	高圧蒸気滅菌等	エチレンオキサイドガス等
消毒	煮沸、ろ過等	消毒剤
洗浄および乾燥	洗剤等	

小さいものは、ガーゼに包んで消毒

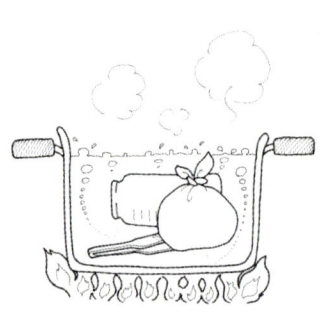

家庭では煮沸消毒が効果的
やけどに注意！

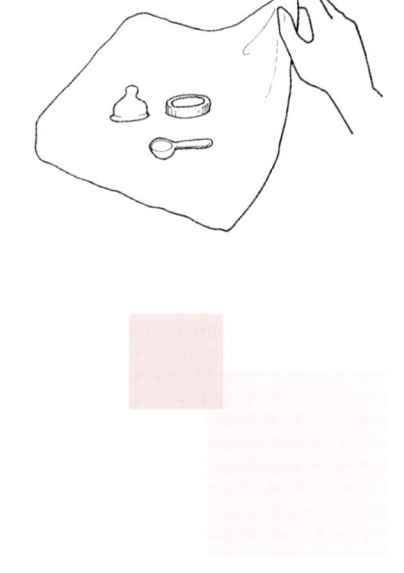

熱（温湯・熱湯）による消毒

　ほとんどの病原微生物は、65℃かそれ以上の湿った熱にさらされると死んでしまう。熱による消毒は主に器具・器械・リネンの消毒の第一選択方法として考えられている。この消毒の利点は、「温度・時間・清潔であること」に注意し、適切な条件下で行えば、多種多様な微生物を殺すことができる。

　経済性・環境・効果の確実性・残存性等を考えるとき、熱（温湯・熱湯）による消毒が優れていることがわかる。

微生物を温湯・熱湯により消毒する場合のガイドライン＊

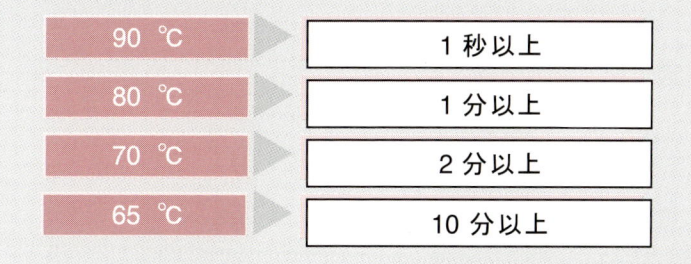

温度	時間
90 ℃	1秒以上
80 ℃	1分以上
70 ℃	2分以上
65 ℃	10分以上

＊微生物を消毒するガイドラインで滅菌するものではない。

　上記の結果は試験管内での効果である。実際の消毒の場合は、消毒する器具・器械等が目的の温度に達するまでの時間を考慮に入れる必要がある。例えば日本におけるリネンの消毒については80℃、10分間と基準が定められている。

　滅菌が必要な場合はオートクレーブ（高圧蒸気滅菌）を用いる。

(Ayliffe.G.A.et.al.Hospital-acquired infection, Principles and Prevention.2nd ed.1993) BUTTERWORTH HEINEMANN

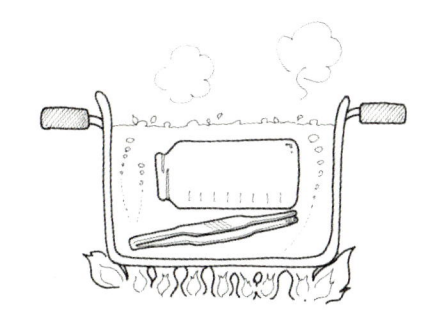

❸ 消毒の3要素

　消毒剤の多くは化学反応を利用しているため、その効果は濃度、時間、温度によって影響を受ける。消毒剤を正しく使用するためには、まず、消毒の3要素を理解する必要がある。

濃　度：消毒剤は、用途別に指定された、適切な濃度で使用する。濃度が薄いと効果が期待できなかったり、殺微生物時間が長くなったりする。逆に、濃度が濃いと副作用の原因になったり、取扱い者の健康にもよくない。さらに、廃棄等で環境汚染の問題になったり、経済的にもマイナスである。

時　間：消毒剤が、消毒効果を発揮するためには、消毒剤と微生物を一定時間以上接触させる必要がある。なお、必要な接触時間は微生物によって異なる。

温　度：消毒剤は、通常20℃以上で使用する。作用温度が低いと十分な消毒効果が得られない場合がある。

図5　消毒の3要素

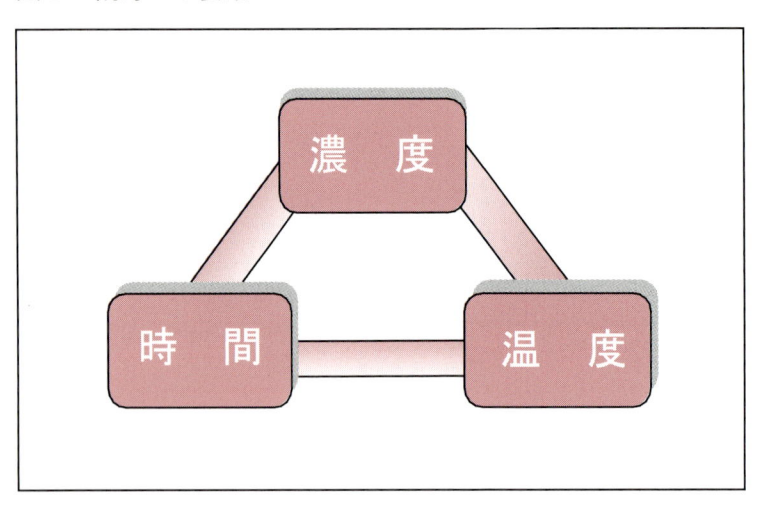

⚠ **消毒の前には洗浄が重要である**

　消毒剤によっては、血液・体液・排泄物等の有機物があると、消毒剤が微生物と十分に接触できず消毒効果が期待できない場合がある。

❹ 消毒剤の使用上の基本原則

　消毒剤を有効に、そして安全に使用するためには、いくつかの注意点がある。以下にそれぞれについて述べる。

1　消毒剤の有効使用

　消毒剤を有効に使用するためには、消毒剤の化学反応を円滑に進める必要がある。以下の項目に注意して正しく使用する。
①濃度・時間・温度を正しく守る。
②必要とされる滅菌・消毒のレベルに合致している。
③溶液の状態でこすり合わせて（十分に接触させて）使用する。
④消毒の技法（手洗い、手術野皮膚消毒時の塗布方法、創傷消毒等）が正しく守られている。
⑤手や器具の消毒は有機物（血液、体液、排泄物、生体組織片、膿等）を除去してから消毒剤を使用する。
⑥界面活性剤（洗剤等）を除去してから、消毒剤を使用する。
⑦消毒剤どうしを混合しない（ただし、エタノールは除く）。

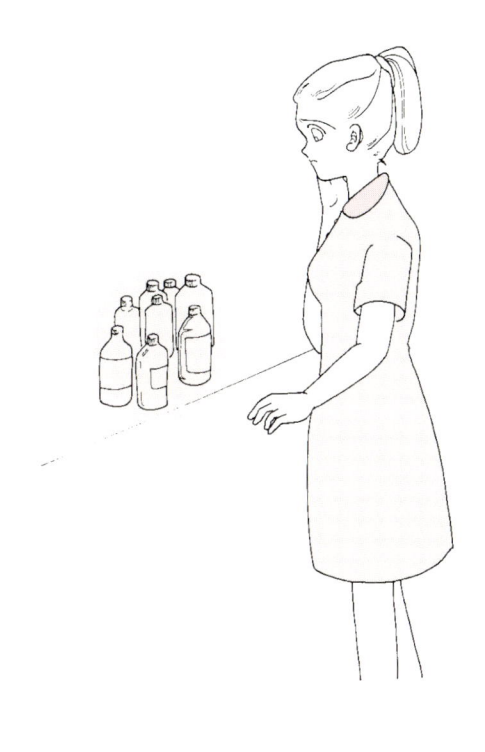

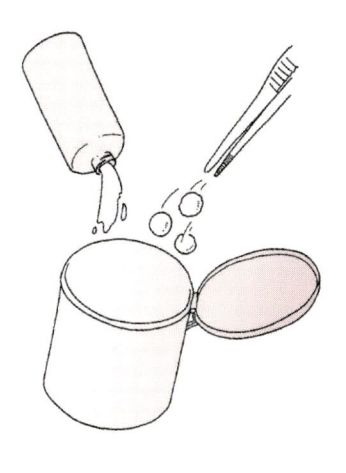

2 消毒剤の安全使用

　消毒剤は、たん白の変性作用や凝固作用がメカニズムであるため、細胞毒性を有する。したがって、消毒剤は定められた用法・用量を守り、正しく使用する。

① 消毒剤の噴霧は、効果が不十分なうえに吸入毒性があるため、絶対行わない。
② 大量、頻回、長時間といった過度の使用はしない。
③ 細胞毒性が発現しやすい組織や体腔内、脆弱な粘膜部位には消毒剤を使用しない（細胞毒性のない抗菌薬か、生理食塩液を使用する）。
④ 容器への移し替えや継ぎ足し使用をしない（細菌汚染の防止のため。消毒剤の中でも生息する微生物が存在する。*Burkholderia cepacia* 等の緑膿菌属等の弱毒菌）。
⑤ 用時調製を原則として、調製後はすみやかに使用する。

表11　消毒剤（生体に使用できるもの）とその細胞毒性について

生体消毒剤の種類	使用できる部位	理由	使用方法
皮膚だけの適応症を有する消毒剤	皮膚	表皮に覆われ、化学的刺激に比較的強い。消毒剤を正しく使用すれば、細胞毒性は生じにくい。	・消毒剤は塗布後乾燥させる。 ・消毒終了（塗布後2〜3分）後、余分な消毒剤は拭き取る。
皮膚・粘膜まで適応症を有する消毒剤	皮膚、皮膚に続く粘膜部位（口腔・外陰部等）		
創傷部位に適応症を有する消毒剤	創傷部位	化学的刺激に弱いので、消毒剤による組織障害を生じやすい。	・消毒終了（塗布後2〜3分）後、創内の消毒剤は洗浄する。 ・創周囲の皮膚は上に同じ。

注意：体腔内に適応症を有する消毒剤はない。消毒剤の体腔内使用は厳禁である。

❺ 消毒剤の選び方

消毒剤を選ぶときの基準は2つある。1つは、消毒剤が目的とする微生物に対して、効力があるかどうか（消毒剤の抗微生物スペクトル）であり、もう1つは、消毒剤が消毒対象物に対して適用があるかどうか（消毒剤の適用対象）の2点である。以下にそれぞれについて述べる。

1 消毒剤の抗微生物スペクトル

消毒剤を抗微生物スペクトル別に分類すると、広域なもの、中域なもの、狭域なものの3つに分類される。大まかに把握しておくことが望ましい。

表12 消毒剤の抗微生物スペクトル

		細菌						真菌	ウイルス			
		グラム陽性菌			グラム陰性菌		結核菌		一般ウイルス	HBV	HCV・HIV	ライノウイルス
消毒剤		一般細菌	MRSA	芽胞	一般細菌	緑膿菌						
広域	グルタラール，フタラール	◎	◎	◎	◎	◎	◎	◎	◎	◎	◎	◎
中域	消毒用エタノール	◎	◎	×	◎	◎	◎	○	◎	×*	◎	×
	次亜塩素酸ナトリウム	◎	◎	○	◎	◎	◎	◎	◎	◎	◎	◎
	ポビドンヨード	◎	◎	◎	◎	◎	◎	◎	◎	◎	◎	◎
狭域**	塩化ベンゼトニウム	◎	◎	×	◎	○	×	○	×	×	×	×
	塩化ベンザルコニウム	◎	◎	×	◎	○	×	○	×	×	×	×
	グルコン酸クロルヘキシジン	◎	◎	×	◎	○	×	○	×	×	×	×
	塩酸アルキルジアミノエチルグリシン	◎	○	×	◎	◎	○	○	×	×	×	×

◎：有効　○：効果弱い　×：無効

*消毒用エタノールはHBVに対して有効との報告もあるが、ここでは厚生省保健医療局監修ウイルス肝炎研究財団編「ウイルス肝炎感染対策ガイドライン」を参考とした。

**狭域スペクトラムの塩化ベンゼトニウム，塩化ベンザルコニウム，グルコン酸クロルヘキシジン，塩酸アルキルジアミノエチルグリシンは一般細菌には有効であるが，緑膿菌等のブドウ糖非発酵菌が抵抗性を示す場合があるので注意する。また，調整後の綿球やガーゼ含有の分割使用は24時間以内が望ましい。

2 消毒剤の適用対象

　適用する対象によって使用する消毒剤は限られているので、目的に応じて消毒剤を選択する必要がある。次表に示すように適用対象も考慮して、適正な消毒剤を選択し、正しい技法で使用することが必要である。

表13　医療現場で用いられる各種消毒法の特徴と適用

消毒剤		適用対象	手指・皮膚	粘膜	器具類	環境
広域	グルタラール、フタラール（ステリハイド®、サイデックス®、ディスオーパー®等）		×	×	◎（内視鏡に使用）	×
中域	消毒用エタノール		◎	×	◎	○
	次亜塩素酸ナトリウム（ミルトン®、ピューラックス®等）		○	×	○	◎ 環境には雑貨を使用
	ポビドンヨード（イソジン®、イソジン®液等）		◎	◎	×	×
狭域	塩化ベンゼトニウム（ハイアミン®、エンゼトニン®等）		◎	◎	◎	○
	塩化ベンザルコニウム（オスバン®、逆性石けん液等）		◎	◎	◎	○
	グルコン酸クロルヘキシジン（ヒビテン®、マスキン®等）		◎	×	◎	○
	塩酸アルキルジアミノエチルグリシン（テゴー51®、エルエイジー®等）		◎	○	◎	○

◎：使用可　○：注意して使用可、又は第一選択ではない　×：使用不可又は使用不適

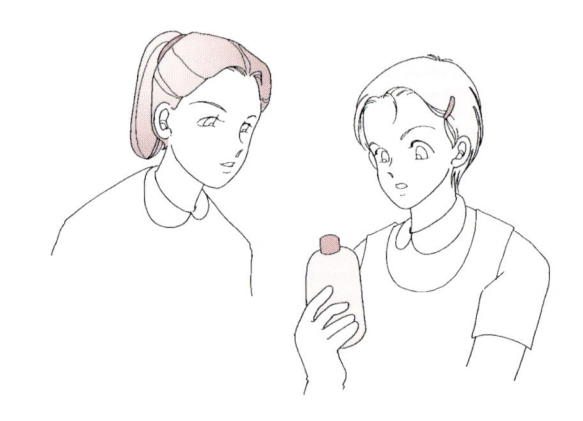

消毒剤は添付文書を読んで理解してから使用する

3 消毒剤の特性

それぞれの消毒剤の特性を理解して正しく使用することが重要である。添付文書をファイルして、必ず読んで理解することが必要である。

a．グルタラール

高レベルの消毒が必要な内視鏡の消毒にのみ使用する。

金属を腐食させにくい。人体への使用は適さない。グルタラール蒸気による吸入毒性に注意し、希釈製剤を使用することが望ましい。内視鏡の消毒には、換気装置付の部屋で、内視鏡自動洗浄機を用いて行う。

b．消毒用エタノール

栄養型細菌に対する速効的な殺菌作用を示す。細菌芽胞に対する不活性作用がなく、有機物に富んだ物質には浸透しない。注射部位の皮膚消毒や体温計・医療器具の金属部分に使用する。

c．次亜塩素酸ナトリウム

金属腐食性があり、有機物が存在すると活性を失う。酸性の洗浄剤との混合により、有毒な塩素ガスを発生する。pHが高くなると殺菌力は低下する。プラスチック、ガラス製品、クベース、床に落ちた血液・体液・排泄物等の消毒等に使用する。

有機物と反応して食塩（NaCl）を生成する。有機物がこびりついている場合は1時間程度接触させると、NaClに変化し可溶化して汚れも除去できる。下水に流しても環境汚染はない。次亜塩素酸ナトリウム臭は、塩素ガスではなく、人体には影響がない（プールや、水道水等）。酸と混合しなければ安全である。哺乳瓶には医薬品、環境には雑貨（たとえばハイター®等）を使用すると経済的である。

d．ポビドンヨード

抗菌スペクトラムが広く、術前の皮膚消毒、皮膚・粘膜に使用する。有機物の影響を受けやすい。金属を腐食させやすい。酸性で殺菌効果が破く、アルカリ性で効果が低下する。

主に生体の消毒剤として用いる。製品として7製剤（液・ゲル・フィールド・スクラブ・パーム・産婦人科用クリーム・ガーグル）あり、それぞれの適応に従って使用する。

e．グルコン酸クロルヘキシジン

グラム陰性菌よりグラム陽性菌に対し優れた有効性を示す。石けん（陰イオン石けん）、有機物により有効性は低下する。金属を腐食させにくい。アルカリ性で殺菌効果がほとんど消失する。持続効果が高い。

液剤は、界面活性剤を含む赤色剤、界面活性剤を含まない白色剤があり、適応に注意する。粘膜等に直接触れる器具等を消毒した場合は、滅菌水で洗浄してから使用する。

g. **両性界面活性剤（塩酸アルキルジアミノエチルグリシン）**

　陽イオン（殺菌力）と陰イオン（洗浄力）の両作用がある。中性付近で最も殺菌効果が強く、殺菌pH域は広い。石けん（陰イオン石けん）により有効性は低下する。有機物の存在下でも影響が少ない。べたつきが多少あるので、環境消毒には適さない。

> **Memo　消毒剤の選択**
>
> 　消毒剤にはすべての微生物に有効なものはなく，またどんな対象物にも使用できるものもない。すなわち，すべての条件を満たす消毒剤はないので，適材適所，それぞれ有効な種類の消毒剤を常備して，使用することが必要である（一部に消毒剤を耐性出現の問題からローテーションして使用する考え方があるが，消毒剤の作用は化学反応を起こすことで効力を現すため耐性化は考えにくく，間違った考え方である）。

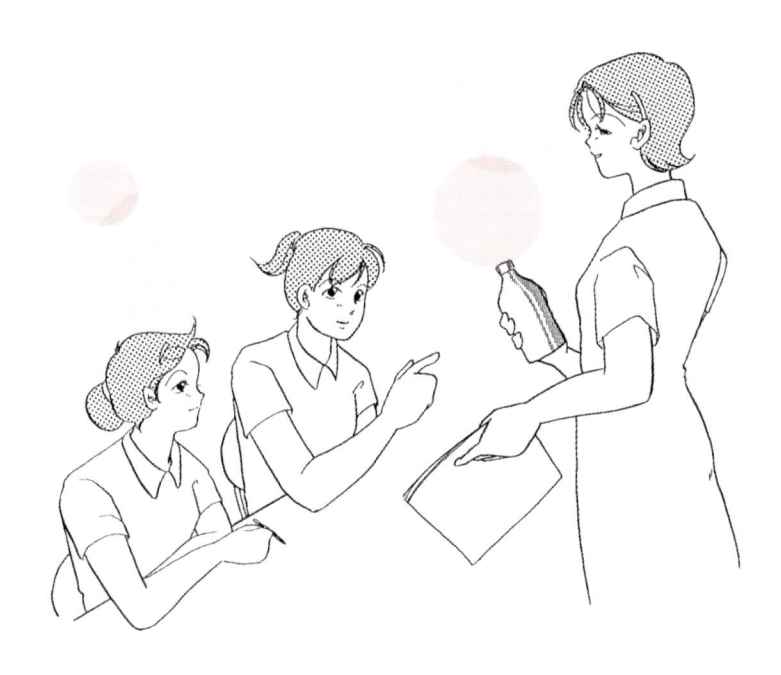

❻ 消毒技法

消毒剤が、抗微生物スペクトルや適用対象に応じて正しく選択されても、次の問題として消毒の方法や技術が正しく実施されないと効果が発揮されない。正しい消毒技法を理解し、いつでも実践できるように、訓練して身につけておくことが重要となる。

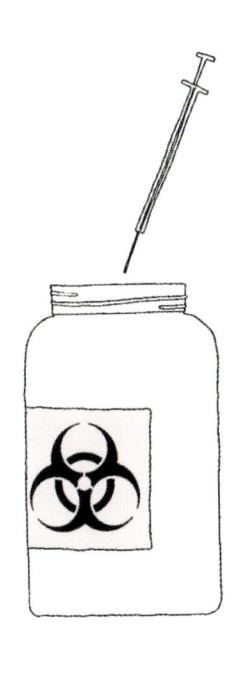

消毒技法としては、手洗い、注射部位の消毒方法、創傷部位の消毒方法、口腔ケア等がある。ここでは、注射部位の塗布方法、創傷部位の消毒方法について述べる。

1 注射部位、カテーテル刺入部位等の消毒

注射やカテーテル刺入等の侵襲的処置は、感染リスクが高いので、皮膚・粘膜の厳重な消毒と正しい消毒技法（表14）が要求される。とくに、メチシリン耐性黄色ブドウ球菌（MRSA）を含む黄色ブドウ球菌は刺入部位や創傷部位に定着しやすく、キズが治らない限り消失しない。したがって、キズをつくる（処置をする）前の厳重な消毒とキズの管理は、感染予防対策上、もっとも重要である。

> - インスリン自己注射：必ずしも消毒しなくて良い。
> - 末梢採血，筋肉注射，静脈注射：中心から外側に向かってエタノール等を用いて消毒。

一般に針を刺してすぐに抜くような場合は，感染リスクは低いので，使用する消毒剤は消毒用エタノールで問題はない。

注射部位は内側から外側に向かって一方向に消毒する。

消毒の際は日局に準じた綿を用いてこする。日局綿はマイクロファイバーで繊維が細かく，皮膚を擦った時に角質細胞を剥ぎ取り，脂肪分も除去できるので，消毒効果が高まる理想的な素材である。スポンジや刷毛ではこの効果は出ないので使用しない。

表14 注射部位の消毒

通常の場合	消毒用エタノールを十分含んだ綿球等で、中心部から外に向かって15秒間強くこする。消毒用エタノールが乾燥してから針を刺す。消毒部位を再び手指で触れてはならない。
易感染患者の場合	大きめの綿球等で十分に時間をかけ、広範囲に上記操作を行う。消毒用エタノールだけより、エタノール蒸発後、皮膚に有効成分が残存するポビドンヨード+エタノール等（イソジン®フィールド）の使用が望ましい。長時間の点滴等では、滅菌ガーゼやドレッシング材で刺入部位を固定する。

●● 注射部位の消毒 ●●

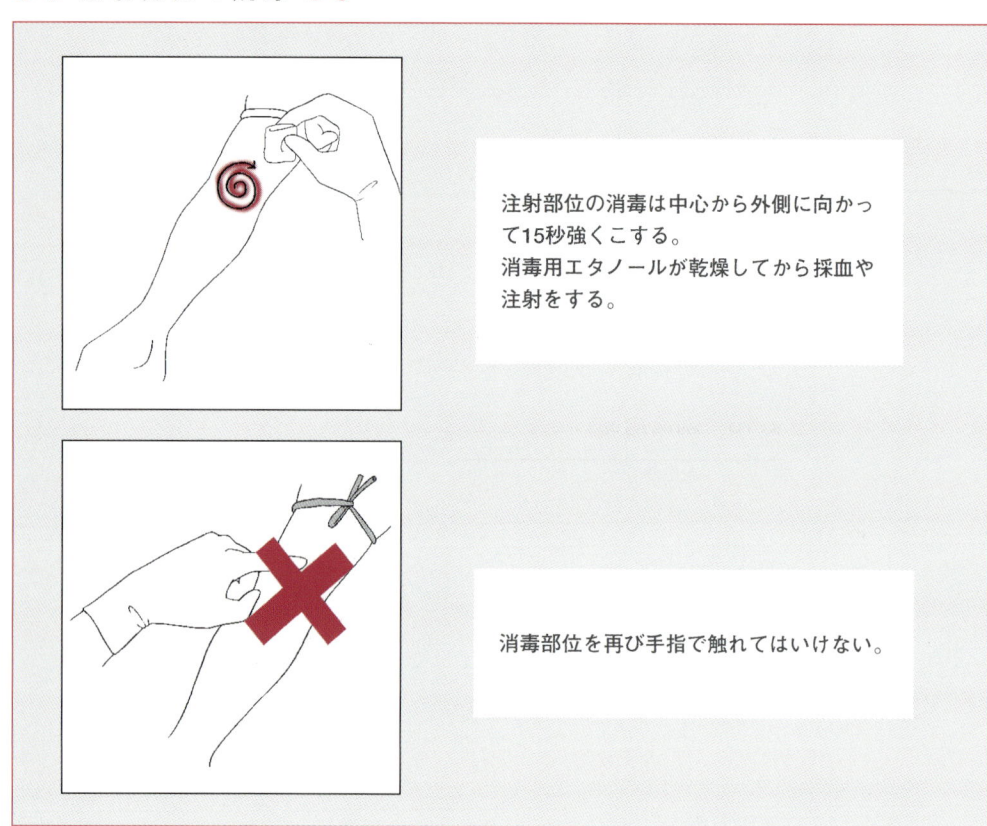

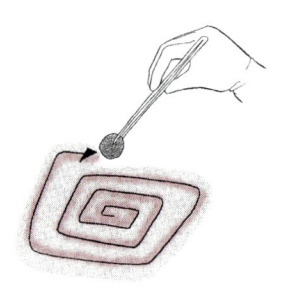

注射部位の消毒は中心から外側に向かって15秒強くこする。
消毒用エタノールが乾燥してから採血や注射をする。

消毒部位を再び手指で触れてはいけない。

2 創傷部位の消毒

創傷部位の消毒は、創の状況を把握することが重要である。創によっては、消毒が必要なケースと必要でないケースがあることを理解する。また、消毒剤には細胞毒性があるため、適正に使用しないと創傷治療の治癒過程に影響を及ぼす場合がある。創傷消毒の原則を理解し、創の状況に応じて、正しく消毒剤を使用することが求められる。

表15　創傷消毒の原則

> 1. **洗浄**：生理食塩液等で洗浄し、有機物や異物を除去し、必要に応じてデブリドマン*を行う。
> 2. **消毒**：感染を防ぐため、創周囲の皮膚と創面を消毒する。
> 3. **洗浄**：消毒終了後（2〜3分）、創内に消毒剤が残らないように、生理食塩液等で洗い流す。

*デブリドマン：壊死部分や異物を除去すること。通常、出血のみられる所まで切除する。

表16　創傷消毒のさまざまなケース

> **新鮮外傷の消毒**：生理食塩液等で洗浄し、有機物・異物を除去後、消毒を行う。感染の危険性が高いので、十分な消毒が必要。
> **感染創の消毒**：生理食塩液で洗浄し、場合によってはデブリドマンを行い、有機物・異物を除去後、消毒を行う。
>
> **感染創がない創傷**
> **肉芽形成期の創**：生理食塩液等で軽く洗浄する程度でよい。創の消毒はとくに必要ないが、創周囲の皮膚は清潔にする。
> ＊**注意事項**：消毒後は創内に消毒剤が残留しないように生理食塩液で洗浄する。

❼ 消毒剤の濃度表示と希釈方法

消毒剤の濃度表示は，通常，有効成分のw/v％（重量/容積比）で表示される。例外として，アルコール類はvol（v/v）％，次亜塩素酸ナトリウムはw/v％又はppmで表示される。

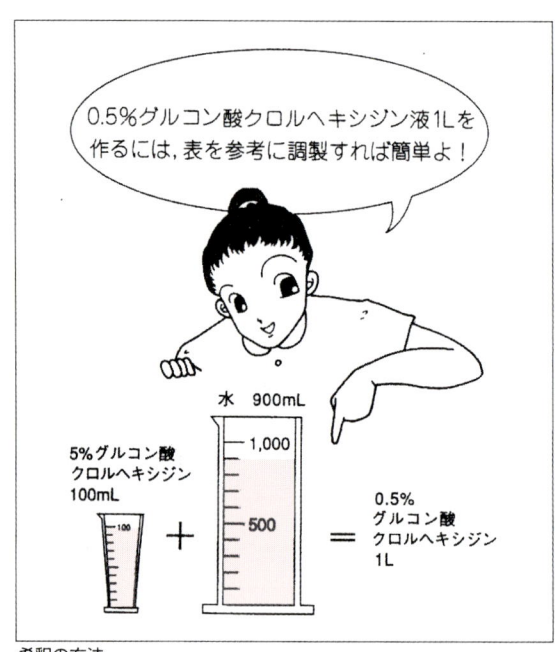

0.5％グルコン酸クロルヘキシジン液1Lを作るには，表を参考に調製すれば簡単よ！

5％グルコン酸クロルヘキシジン 100mL ＋ 水 900mL ＝ 0.5％グルコン酸クロルヘキシジン 1L

希釈の方法

表17. 消毒剤の原液濃度と希釈倍率

消毒剤	原液	2倍	5倍	10倍	20倍	50倍	100倍	200倍
5％グルコン酸クロルヘキシジン液	5％	2.5％	1％	0.5％	0.25％	0.1％	0.05％	0.025％
20％グルコン酸クロルヘキシジン液	20％	10％	4％	2％	1％	0.4％	0.2％	0.1％
10％塩化ベンザルコニウム液	10％	5％	2％	1％	0.5％	0.2％	0.1％	0.05％
10％ポビドンヨード液	10％	5％	2％	1％	0.5％	0.2％	0.1％	0.05％
1％次亜塩素酸ナトリウム液	1％ 10,000 ppm	0.5％ 5,000 ppm	0.2％ 2,000 ppm	0.1％ 1,000 ppm	0.05％ 500 ppm	0.02％ 200 ppm	0.01％ 100 ppm	0.005％ 50 ppm
5％次亜塩素酸ナトリウム液	5％ 50,000 ppm	2.5％ 25,000 ppm	1％ 10,000 ppm	0.5％ 5,000 ppm	0.25％ 2,500 ppm	0.1％ 1,000 ppm	0.05％ 500 ppm	0.025％ 250 ppm

1）ポビドンヨード液の有効ヨウ素濃度は，ポビドンヨードの1/10濃度である。
2）次亜塩素酸ナトリウムのうち，医療用医薬品以外のものは，5％濃度程度の製品が多い。医療用医薬品以外の製品は環境やリネンの消毒に使用される。

❽ 目的別消毒方法

消毒剤は使用目的によって使用薬剤がかなり限定される。

このうち主なものを表18に示した。用途に応じて、それぞれの場所でそれぞれ消毒剤成分の異なった薬剤が使用されるべきである。このことは、消毒剤の適正使用や、経済的な観点からも大切である。

表18　使用目的別消毒方法

使用目的			一般名	販売名	使用濃度等
生体	手指消毒	流水と消毒剤	7.5%ポビドンヨードスクラブ	イソジン®スクラブ	原液
			4%グルコン酸クロルヘキシジンスクラブ	ヒビスクラブ®	原液
		速乾性すり込み式手指消毒剤	0.2%グルコン酸クロルヘキシジンエタノール液	ヒビソフト®	原液
			0.2%塩化ベンザルコニウムエタノール液	ウエルパス®	原液
			0.5%ポビドンヨードエタノール液	イソジン®パーム	原液
	皮膚・粘膜 粘膜については使用制限が多いので、添付文書を参照のこと。		10%ポビドンヨード液	イソジン®液	原液
			10%ポビドンヨードゲル	イソジン®ゲル	原剤
			5%産婦人科用ポビドンヨードクリーム	産婦人科用イソジン®クリーム	原液
			5%グルコン酸クロルヘキシジン液	5%ヒビテン®液	＊
			20%グルコン酸クロルヘキシジングルコネート液	20%ヒビテン®グルコネート液	＊
			10%塩化ベンザルコニウム液	オスバン®液	＊
			10%塩化ベンゼトニウム液	ハイアミン液	＊
			塩酸アルキルジアミノエチルグリシン液	テゴー51®液	＊
			80%エタノール	日局消毒用エタノール	原液
	口腔	うがい	7%ポビドンヨードガーグル	イソジン®ガーグル	15～30倍希釈

＊使用濃度については、添付文書を確認のこと。

使用目的		一般名	販売名	使用濃度
機器・リネン・環境	内視鏡	グルタラール	ステリハイド®	2〜3%
	体温計	消毒用アルコール	消毒用アルコール	原液
	リネン類	熱湯・温湯＋少量の洗剤	──────	80℃ 10分
		次亜塩素酸ナトリウム液	ハイター®	0.05〜0.1%
	クベース	次亜塩素酸ナトリウム液	ミルトン® ハイター®	0.05〜0.1%
	金属部分	消毒用アルコール	消毒用アルコール	原液
	ベッドパン（便器）	熱湯・温湯	──────	80℃
	床に落ちた体液等	塩素系パウダー	さらし粉等	そのまま使用
		次亜塩素酸ナトリウム液	ハイター®	0.5%

※使用濃度については、添付文書を確認のこと。
※日局消毒用エタノールと消毒用アルコールの違いについては、表19「アルコールの種類について」参照。

次亜塩素酸ナトリウム液の特徴

次亜塩素酸ナトリウム液と有機物を1時間程度接触させると、反応してNaCl（食塩）に変化する。したがってミルク等の有機物の洗い残しやこびりつきがあっても可溶化して、汚れを除去することができる。
- 医薬品承認の本剤を使用した場合濡れたままでの使用が可能である。
- 本法は、洗剤で洗浄後に高圧蒸気滅菌する方法より優れた効果がある。
- 下水に直接流しても環境汚染を起こさない。
- 安価である。

次亜塩素酸ナトリウム製剤を第一選択剤にする理由

器具・器械類の消毒において、次亜塩素酸ナトリウム製剤が抗菌スペクトルが広く、安価で、環境への汚染もないことから、通常、次亜塩素酸ナトリウム製剤を第一選択剤として使用する。

しかし、次亜塩素酸ナトリウム製剤は、酸化・還元作用が強いため、金属を腐食する作用がある。器具・器械に金属部分を含んでいたり、熱湯・温湯消毒に適さない場合のみ、グルコン酸クロルヘキシジン液、又は塩化ベンザルコニウム液等を使用する。

11 在宅医療と消毒・洗浄

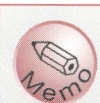

Memo　2つのアルコール

医療に使用するアルコール類には2種類ある。エタノールとイソプロパノールである。両剤は，抗微生物作用の点からは，試験管的にはわずかの差はあっても臨床上には大きな差はない。しかし中枢毒性はイソプロパノールはエタノールに比べ2倍程度高い。したがって小児科やNICU・新生児室ではエタノール使用が原則である。

酒税の安価な日本はエタノールを使用するほうが良い。アメリカ合衆国やEU諸国では，イソプロパノールが多用されているが，これはEU諸国では酒税が高い国が多いためである。国によってはアルコール消費税が300％のところまである。また北欧等ではアルコール中毒患者が多く，院内のエタノールを患者が飲んでしまう事件も多く起こっているためである。

生体消毒には，医薬品の承認を得ている70vol％以上の濃度のアルコール（エタノールもしくはイソプロパノール）を使用する。日局消毒用エタノールは，76.9～81.4vol％である。消毒用エタノールIPは，エタノールにイソプロパノールを3.7％配合した，非課税扱いの安価なエタノール製剤である。

Memo　アルコール類の万能つぼ

アルコール類の蒸発を防止するため，再封性の高い容器を使用する。
調製した場合，ラベルには，薬剤名，調製した日付と時刻を記載する。
アルコール類や綿球の継ぎ足し使用はしない。製品を開封した場合，開封日付と時刻を記載する。
使用期限の目安は，24時間である。
エタコット®：　エタノール含浸カット綿，容器入り
メディポット：ディポーザブル綿球容器又は，単回個別包装

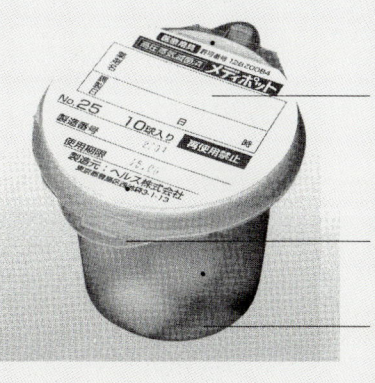

- 蓋に薬剤名，調製日時を記入する。
- 再封性の良い蓋で薬剤の蒸発を防ぐ。
- 固定できるように底部に粘着テープがついている。

表19　アルコールの種類について

アルコールの種類		特性・用途
エタノール	無水エタノール 99.5vol%以上	主に製薬・化学上の用途に利用する。胃や食道の止血、疼痛ブロックにも利用する。 無水エタノールは消毒用には用いない。
	エタノール 95.1〜95.6vol%	製薬・化学上の用途や疼痛ブロック・消毒にも利用する。 消毒用に用いる場合は、76.9〜81.4vol%濃度に調製する（→消毒用エタノール）。
	消毒用エタノール 76.9〜81.4vol%	生体消毒剤として用いる。
イソプロパノール	イソプロパノール 99vol%	50vol%液は一般細菌に、70vol%・99vol%液はウイルス、結核菌、真菌及び一般細菌に用いる。 消毒用エタノールに比べ、親水性ウイルス（ポリオ、ロタ、アデノなど）に対する効果が弱く、吸入毒性（中枢神経抑制作用）は2倍強い。 脱脂作用が強く皮膚消毒には適するが、手荒れの原因にもなる。 価格はエタノールに比べて安い。
	イソプロパノール 70vol%	
	イソプロパノール 50vol%	
配合アルコール	消毒用アルコール （エタノール＋イソプロパノール等）	エタノールをイソプロパノール等で変性してあるので、価格は安い。 用途は消毒用エタノールと同様。
	ハイポエタノール （チオ硫酸ナトリウム＋ゲラニオール変性エタノール）	手術部位及び術者の皮膚、手術用器具類、衣服等に付着したヨウ素の脱色と消毒。

> **Column 医薬品、医薬部外品、雑貨の違いについて**
>
> 　消毒効果が期待できるものに、医薬品、医薬部外品、雑貨がある。しかし、中には、次亜塩素酸ナトリウムのように、同一成分であっても、製品によっては医薬品（ミルトン®、ピューラックス®）として取り扱われる場合と、雑貨（ハイター®：塩素系漂白剤）として取り扱われる場合がある。どう違うのか。これは、製品の所轄官庁の違いによる。
>
> 　すなわち、医薬品及び医薬部外品は、厚生労働省の管轄である。医薬品は、配合されている有効成分（薬理作用を持つ成分）の効果が認められて、薬事法に基づく承認を受け、用法、用量、効能、効果等についても厳しく規定されている。医薬部外品も、作用がおだやかであるが薬理作用が認められた成分が配合されており、その成分名と作用が表示された製品が多く見受けられる。
>
> 　一方、雑貨は経済産業省の管轄であり、薬事法に基づく承認を受けていない。したがって、薬事法に触れるような効能、効果等の表示はできない。また、医薬品と比べて純度が異なる。
>
> 　感染予防対策においても経済性は重要である。すなわち、消毒効果が期待できる医薬品、医薬部外品、雑貨については感染リスクに応じて使い分けをする。たとえば、感染リスク別で最小リスクに分類される床等に、血液・体液等が飛散して0.5％（5000ppm）次亜塩素酸ナトリウム液による処理が必要なときは、安価である雑貨を使用した方が経済的である。また、問題もない。
>
> 　なお、次亜塩素酸ナトリウムの濃度であるが、医薬品及び雑貨の製品濃度を表に示す。使用時には必ず濃度を確認してから使用すること。
>
> 表　次亜塩素酸ナトリウム液の製品別濃度
>
> | 分類 | 主な販売名 | 製品濃度 |
> | --- | --- | --- |
> | 医薬品 | ピューラックス® | 6％液（60,000ppm） |
> | | ミルトン® | 1％液（10,000ppm） |
> | 雑　貨 | ハイター® | 5〜6％液（50,000〜60,000ppm） |

> **Column** 漂白剤を消毒剤として選択する時の注意
>
> 　床等に血液・体液・排泄物等による汚染があった場合には、0.5%（5,000ppm）次亜塩素酸ナトリウム液による処理が必要になる。
> 　このとき、雑貨であるハイター®を使用した方が経済的である。
> 　ただし、一口にハイターといっても、製品によって成分が異なるため、購入時に成分が次亜塩素酸ナトリウムであることを確認する必要がある。
>
> | 種類 | 成分 | 品名 | 販売名 | 界面活性剤 | 次亜塩素酸濃度 |
> |---|---|---|---|---|---|
> | 塩素系 | 次亜塩素酸ナトリウム | 台所用漂白剤 | キッチンハイター® | あり | 5〜6%（50,000〜60,000ppm） |
> | 塩素系 | 次亜塩素酸ナトリウム | 衣料用漂白剤 | 花王ハイター® | なし | 5〜6%（50,000〜60,000ppm） |
> | 酵素系 | 過炭酸ナトリウム | 衣料用漂白剤 | ワイドハイター® | あり | |
> | 酸素系 | 過酸化水素 | 衣料用漂白剤 | ワイドハイター®1/2 | あり | |
> | 還元系 | 二酸化チオ尿素 | 漂白剤 | ハイドロハイター® | なし | |

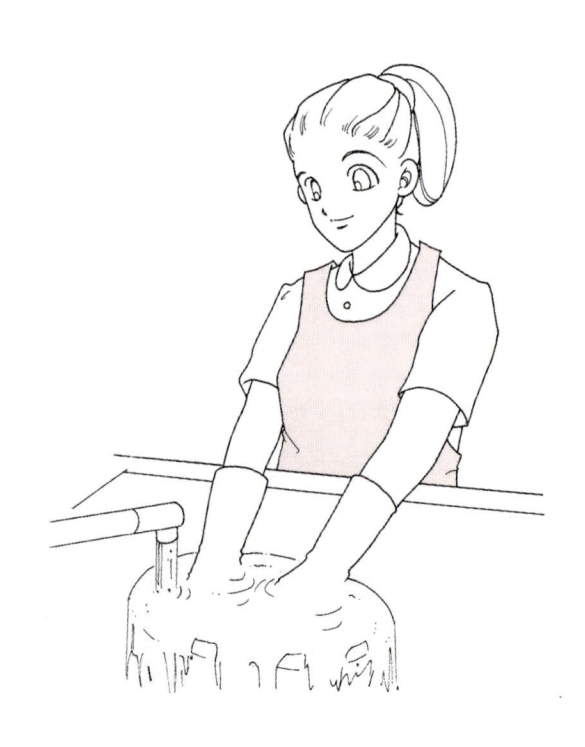

12　在宅における洗浄・消毒に必要な物品

　在宅では、病院のようにいろいろな設備を揃えることはできない。しかし、基本さえ正しく守れば在宅でも洗浄・消毒を行うことができる。ここでは、実際在宅において、器具類の洗浄・消毒の方法と利用できる必要な物品について述べる。

❶ 洗　浄

　洗浄は器具類を清潔に保つうえで非常に重要な行程である。

器具類の洗浄方法
① 深めの洗い桶を用意する。
② 洗い桶に水を溜めて、蛇口から水を流した状態にしておく。
③ ゴム手袋とプラスチックエプロンを着用し（血液・体液・排泄物等や鋭利なものからケア従事者を保護する）、必要であればブラシを使用して、流水下の溜水の中で器具を洗う（直に蛇口の水で洗うと目や口に血液や体液がはねる可能性がある）。

　厚生省保健医療局監修ウイルス肝炎研究財団編の「ウイルス肝炎感染対策ガイドライン」―医療機関―では、ウイルスで汚染されたときの最も基本的な処置として、「器械・器具等の消毒は、使用後速やかに流水で十分に洗浄すること」としている。流水による洗浄により、血液成分がこわされ、濃度も薄められて、ウイルスの感染率は低くなる。
　水洗せずに消毒用エタノールをかけると、血液表面（たん白質）が凝固し、内部は消毒されず、かえって汚れが落ちにくくなる。

❷ 消　毒

消毒を行う場合、洗浄基本原則（P.81、「4.消毒剤の使用上の基本原則」）を必ず守ること。

1　熱による消毒

耐熱性がある器具類については最も確実な消毒方法である。

急に高い温度をかけると、たん白凝固をおこす可能性があるので有機物を取り除いてから行うこと。また、やけどの可能性があるので、注意すること。

煮沸消毒の方法

鍋に水をはり、沸騰させ、熱に耐える器具は10分間煮沸する。

清潔な物や滅菌物を扱うとき、煮沸消毒したセッシ（ピンセット）を使用する。

在宅においては、蒸し器を用いた方法も考えられる。この場合も蒸気を十分に満たして、10分間以上蒸す（消毒する）。

> **Column　電子レンジの利用**
>
> 　電子レンジはマイクロ波を利用し水分を加熱する方法である。
>
> 　水分子を分極させて＋－極を持つ電気双極子を作り出し、それを高い周波数で振動、回転させることによって分子間に摩擦熱をおこさせ、その熱（水温）を利用する。
>
> 　加熱速度は速く、含有水分が沸騰すれば殺菌効果が高いとされる。
>
> 　ただし、金属製容器やアルミホイルはマイクロ波を通さないので使用できない。
>
> 　構造上、水分子の動きを利用するため、水分がないものや水分のない状態では発熱しない。
>
> 　水分を含むものはそのまま（濡れたタオル等）で、水分を含まない器具（セッシ、トレイの皿等）は水を入れた器に沈めて処理する。
>
> 　必ず、水分が十分に煮沸することをよく確認すること。
>
> 　大量処理には不向きである。
>
> 　電子レンジは一般に加熱むらが生じるので、煮沸が確認できない濡れタオル等は十分な時間加熱をした方が安全である。

2 消毒剤を使用する

熱がかけられない器具類の場合に使用する。

消毒の方法
① 有機物の存在により消毒剤の効果が発揮できないので、器具類は洗浄の方法に従って十分に洗浄する。
② 深めの桶等を用意し、目盛付き容器を用い消毒剤を計量し、溶液を調製する。
③ 決められた時間、器具類を溶液に浸す。
④ 消毒剤を洗い流し、乾燥させる。

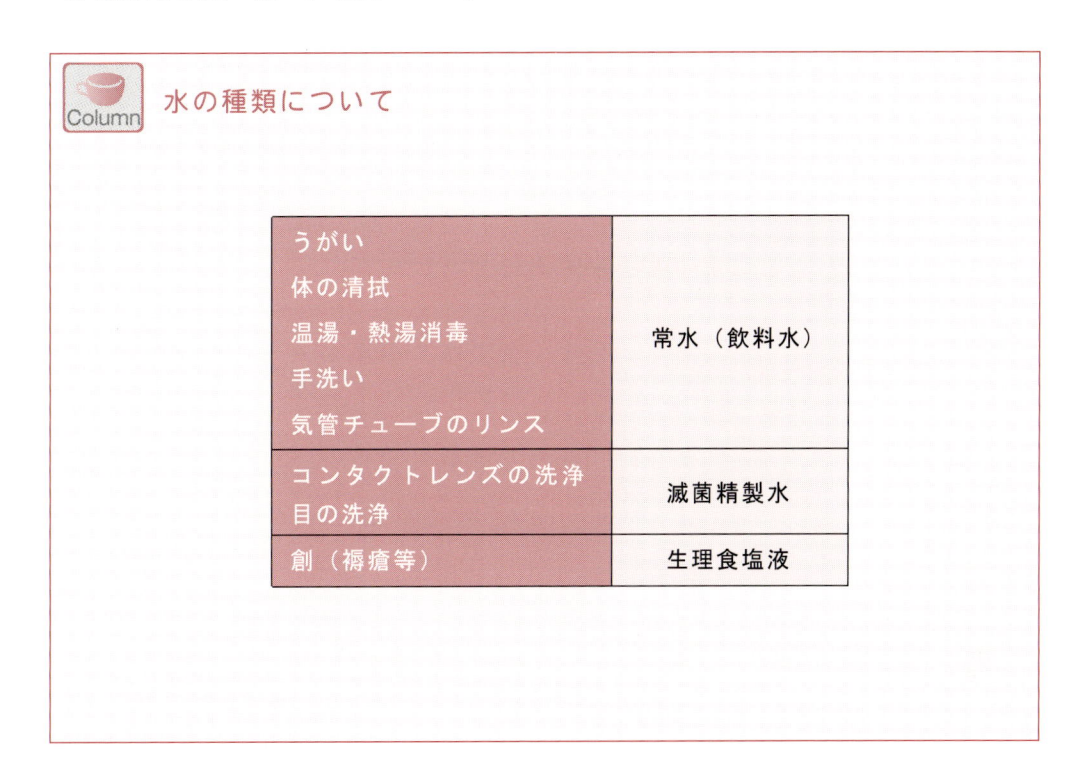

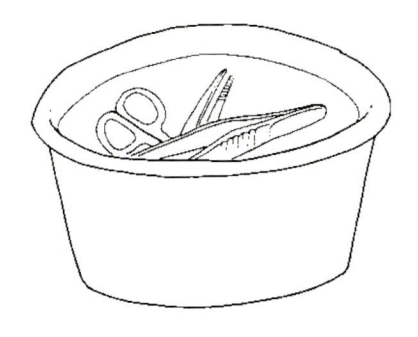

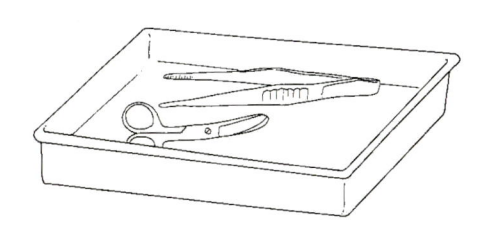

> **Column 水の種類について**
>
> | | |
> |---|---|
> | うがい
体の清拭
温湯・熱湯消毒
手洗い
気管チューブのリンス | 常水（飲料水） |
> | コンタクトレンズの洗浄
目の洗浄 | 滅菌精製水 |
> | 創（褥瘡等） | 生理食塩液 |

表20　医療に供される水

水の種類	製　法　等	主な用途	局方収載	無菌製剤
常水	通例、水道水及び井戸水を指す。	調製用水、洗浄用水、飲料水等	○	—
精製水	「常水」を蒸留、イオン交換、超濾過またはそれらの組み合わせにより精製した水。細菌による汚染に注意して用いること。	製剤原料等	○	—
滅菌精製水	「精製水」を滅菌したもの 滅菌ではあるが、発熱性物質を含有するおそれがあるため、注射剤の調製に用いない。	点眼剤等の調製水	○	—
滅菌水	「常水」を滅菌したもの。発熱性物質を含有するおそれがある。	調製用水、洗浄用水	—	—
注射用水	「常水」又は「精製水」の蒸留、又は「精製水」の超濾過により注射剤の調製に用いるもの、又はこれを容器に入れて滅菌したもの。超濾過を用いる場合は、微生物の膜透過に注意する。	注射剤の調製（注射用水を作成した後、ただちに用いる。一夜保存まで可とする）	○	○
注射用蒸留水	「常水」又は「精製水」を蒸留した場合、注射用水の別名として、「注射用蒸留水」と表示できる。	上に同じ	—	○
生理食塩液	塩化ナトリウムと注射用水を注射剤の製法により製したもの（0.85〜0.95w/v％）。保存剤を含まない。	注射剤の調製 生体内の無菌、等張の洗浄用水	○	○

13　ディスポーザブル製品の取扱い

ディスポーザブル製品（単回使用製品）とは
　医療器具においては、滅菌された物品が単回使用を目的に各々包装されている状態で使用される。
　一番多く使われているのは、注射器及び注射針である。その他、カテーテル類、ガーゼ類、輸液セット等多彩である。

❶ 保管方法

　ディスポーザブル製品は滅菌され各々包装されているが、保管はガラス戸のついた乾燥した戸棚に保管する。

> ⚠ **注　意**
>
> 滅菌物の使用期限を確認し、使用期限の短いものから先に使用する。
> 収納は、新しい物品を奥へ、古い物品を手前にする。

❷ 取扱い方法

　有効期限と包装の破れ等を確認する。外側の包装した部分は不潔と考える。内側に触れる場合は鑷子、又は滅菌手袋をつけて扱う。又は、ノータッチテクニックで清潔部分のどこにも触れないように取り扱っても良い。内側は清潔部分として操作し、誤って不潔な手で触れた場合は、全部不潔になったものとして扱うことになる。この清潔不潔の動作は非常に大切な部分である。

> ⚠ **注　意**
>
> 　開封後は、直ちに無菌状態ではなくなり、開封後長時間おいてあるものはもはや清潔なものとはいえない。

❸ 廃棄方法と再使用禁止について
（注射器、点滴セット、カテーテル、チューブ類、ガーゼ等）

　包装紙を含めた使用後のディスポーザブル製品は、在宅医療廃棄物として一般廃棄物として排出してよい。ディスポーザブル製品は通常、単回使用物品（使い捨て）として設計されている。特に内腔が洗浄できないチューブ類は単回使用する。

再使用禁止

🚫

❹ 在宅医療での物品の消毒方法

1　吸引チューブ

a. 気管用
○ディスポーザブル製品を単回使用する。再使用は禁止である。

b. 口腔用
○ディスポーザブル製品を使用する。再使用は禁止である。

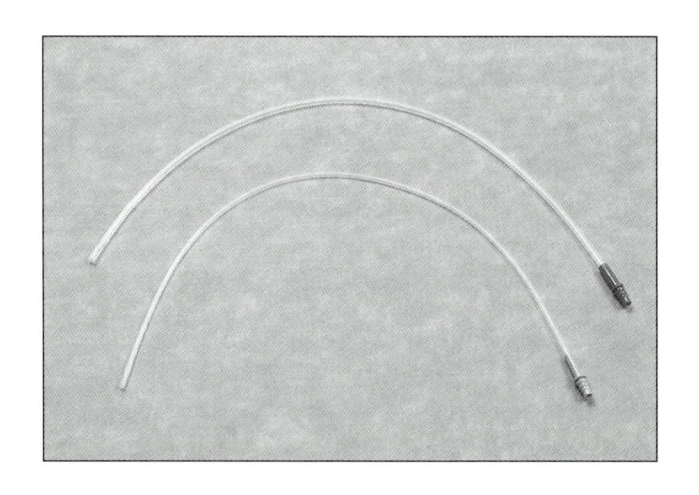

2　経管栄養関連容器

使用後の容器は洗浄・消毒・乾燥の順に行う。

○ 洗　浄

　ラインは洗浄しにくいので、毎日の交換が望ましい。ラインを再使用する場合は、温湯と洗剤を用い内腔を十分に洗浄する。
　ボトルは、内容物を十分に洗浄除去する。

○ 消　毒

① 温湯・熱湯（80℃10分）で消毒する。
② 消毒剤／次亜塩素酸ナトリウム液0.0125％（125ppm）に1時間浸漬する。

○ 乾　燥

　消毒後は十分に乾燥させる。医薬品のミルトン®等の次亜塩素酸ナトリウム液に浸漬した場合は、乾燥させないで使用してもさしつかえない。

○ その他

　内容物が落とせない場合は、新しいものと交換する。洗浄、乾燥が完全に行われている場合、必ずしも消毒をしなくてもよい。
　ラインにつなぐ経鼻カテーテル（チューブ）の交換は、通常7日間程度で良い。経鼻カテーテルの頻繁な交換は、患者の苦痛と手間を伴う。
　胃瘻チューブ、ボタンは2〜4カ月の交換でも良い場合がある。

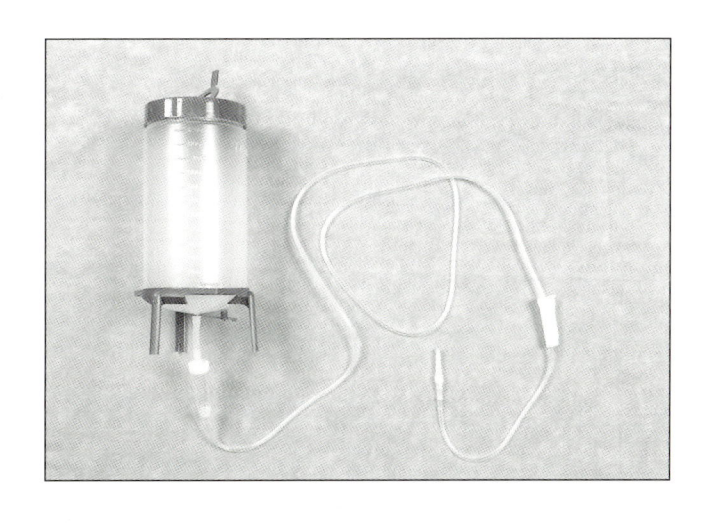

3 気管カニューレ

○ 洗　浄

内筒、外筒に付着した汚れを十分に洗浄する。

○ 消　毒

本来は滅菌処理して使用するものであるが、在宅では消毒レベルでも差し支えない。
① 煮沸消毒を（10分間以上）行う。
② 塩化ベンザルコニウム液0.1％に10〜30分間浸漬する。
③ 非金属の場合
　次亜塩素酸ナトリウム液0.02〜0.05％（200〜500ppm）に30〜60分間浸漬する。

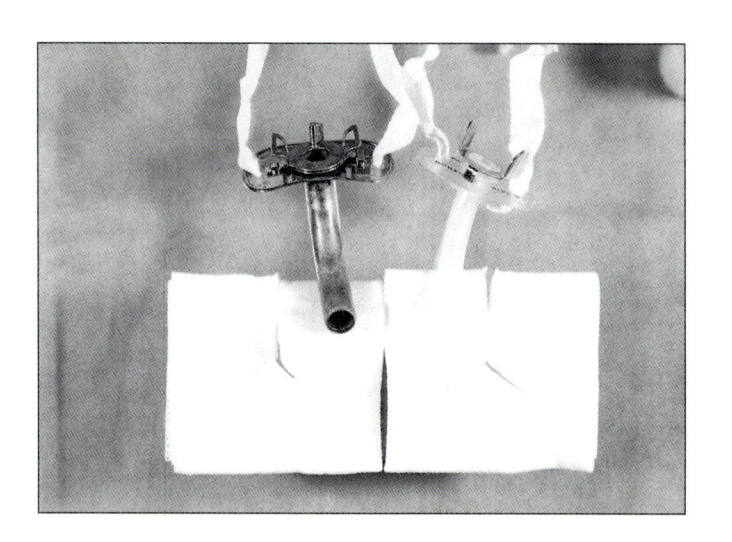

3 在宅ケアと感染症

1 MRSA感染症患者のケア

❶ MRSA感染症とは

MRSA（*Methicillin-resistant Staphylococcus aureus*：メチシリン耐性黄色ブドウ球菌）を病原体とする感染症であり、呼吸器感染症、敗血症及び感染性心内膜炎、消化管感染症、創傷及び褥瘡感染等がある。

1 MRSAの性質

MRSAの性質は、MSSA（*Methicillin-sensitive Staphylococcus aureus*：メチシリン感受性黄色ブドウ球菌）と同様に、すなわち黄色ブドウ球菌の性質と同じと考える。表21に黄色ブドウ球菌の性質を示す。

表21　黄色ブドウ球菌の性質

① 黄色ブドウ球菌（グラム陽性球菌）は皮膚や粘膜に少数常在している。 　• 皮膚や粘膜になんらかの損傷があると感染が成立する。 　• キズやカテーテルが存在すると、少量の菌量でも感染を起こす。
② 乾燥に強い。 　• 大腸菌は1〜7時間の乾燥で死滅するのに対して、黄色ブドウ球菌は乾燥状態で1ヵ月程度生存しうる。 　• ゴミやホコリに付着し空中を飛び回る。 　• ヒトの手が触れる場所で生息する。
③ いったん黄色ブドウ球菌による感染が成立すると、産生毒素等の影響により、難治化、重篤化しうる。
④ グラム陰性菌に比べて、消毒剤に対する抵抗性が強い。 　• 消毒剤の接触作用時間を守る必要がある（特に手指消毒等）。

黄色ブドウ球菌は常在菌で、キズがあると誰にでも簡単に感染を起こすよ。

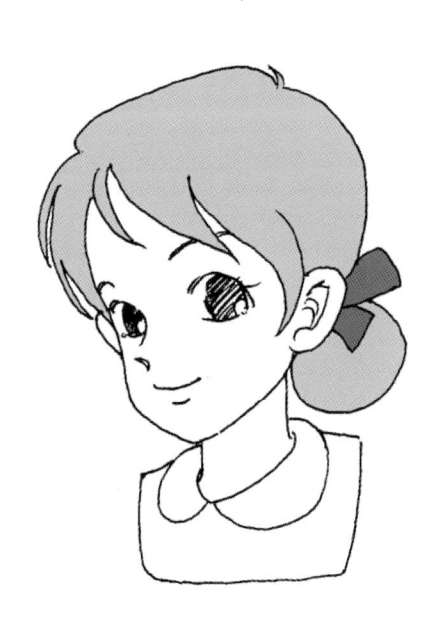

2 MRSA保菌に対する考え方

　病院内のMRSAを保菌して退院する人がいるが、通常、MRSA保菌者が一般社会で危険を及ぼすことはない。MRSAは医療機関内では抗菌薬が効きにくいなどの問題がある。しかし、退院して抗菌薬が投与されなくなったり、創傷部位が治癒したり、カテーテル等が抜去されていれば、MRSAは自然に消失するので問題とならない。また、特別な制限も必要ない（P.113コラム参照）。したがって、創傷処置やカテーテル処置等の医療行為をしない老人ホーム等では、MRSA保菌者は入所制限の理由とならない。

　感染予防対策における重要なポイントは、キズやカテーテル挿入部位等に定着しているMRSAを他の患者に拡散させないこと、傷がある患者やカテーテルが使用されている患者、及び抗菌薬が投与されている患者に、標準予防策及び接触感染対策を実施してMRSAを感染させないことである。

　MRSAは、感染症法では、五類感染症に指定されている。

　急性型病床群の入院では、MRSAのスクリーニングが必要であるが、在宅、療養型病床群、特別養護施設、保健施設、デイケア施設等では、MRSAのスクリーニングは必要ない。本件に関して、厚生労働省も保健所もこれ等の施設においてスクリーニングが必要である文書も存在しないし、MRSA陰性を確認しなければ受け入れない等の指導も行っていない。

　MRSA感染症は、世界的にも在宅、療養型病床群、特別養護施設、保健施設、デイケア施設等でMRSA感染症の問題は起こっていない。

　標準予防策を実施することは、全ての疾患の感染予防対策には、不可欠な対策である。

❷ MRSAの感染経路と感染リスク

1 感染経路

　もともと患者が保有していたMRSAによる感染症（内因性感染）は、抗菌薬投与が深く関与しており予防は容易ではない。しかし、人から人への交差感染（外因性感染）は、主に医療従事者の手指を介して起こる「接触感染」であり、手洗いの励行、手袋の着用といった標準予防策を実施することで、予防対策を講ずることができる（P.24「3.標準予防策の基本的考え方」、P.27「Ⅱ感染予防対策の具体的実践」を参照）。

2 感染リスク

　抗菌薬の投与を受けている患者のうち、以下の要因がある場合、MRSA感染のリスクが高くなるので、注意を要する。
○ カテーテル等が挿入されている。
○ 褥瘡や創傷がある。
○ 糖尿病など感染しやすい基礎疾患がある。

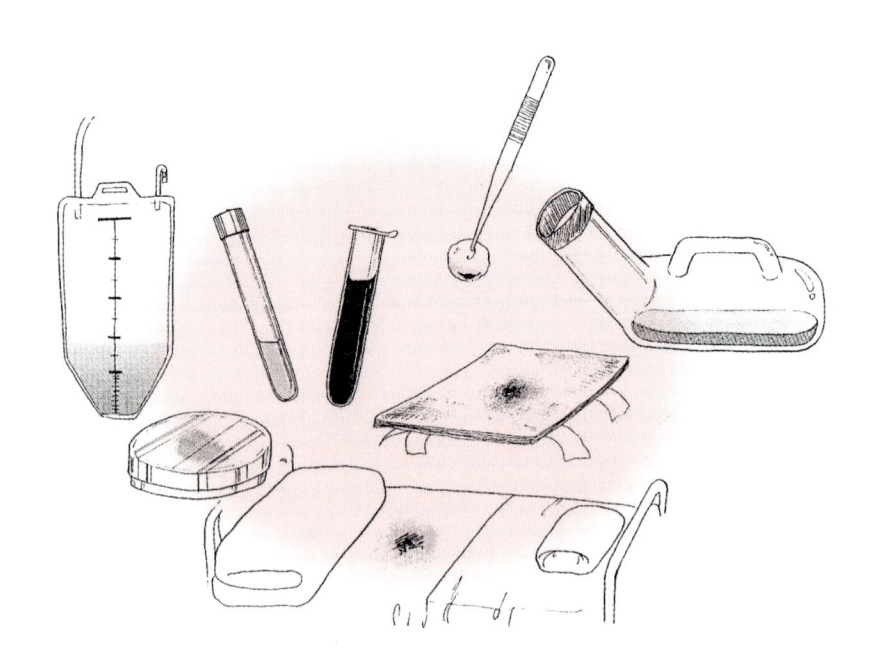

❸ MRSA患者のケアの留意点

1 手洗い・プラスチックエプロン着用の原則

○ 無菌操作（滅菌済セッシ等を用いた無菌的な医療操作）が実施できれば、液体石けんと流水による手洗いと未滅菌手袋の着用で良い。また、必要に応じてプラスチックエプロン（施行者衣類からの落下細菌を防止するバリアーとして、あるいは血液・体液・排泄物等による汚染を防止するバリアーとして、その程度により着用の判断をする）を着用する。
○ 無菌操作ができない場合や、皮膚の切開等、観血的操作を実施する場合は、消毒剤による手洗いと滅菌済手袋、必要に応じてプラスチックエプロンを着用する。
○ 血液・体液・排泄物等により手指が著しく汚染された場合は、消毒剤と流水による手洗いが望ましい。
＊手洗いについてはP.27「1.手洗い」参照。

2 廃棄物の処理について

手袋、エプロン、綿等の廃棄物は、周囲を汚染させぬようにプラスチック袋に入れ、密閉して、在宅医療廃棄物（一般ゴミ）として廃棄する（P.61「7.在宅医療廃棄物の取扱い」参照）。廃棄後は必ず、液体石けんと流水で手を洗う。ただし、血液・体液・排泄物等により手指が著しく汚染された場合は、消毒剤と流水による手洗いが望ましい。

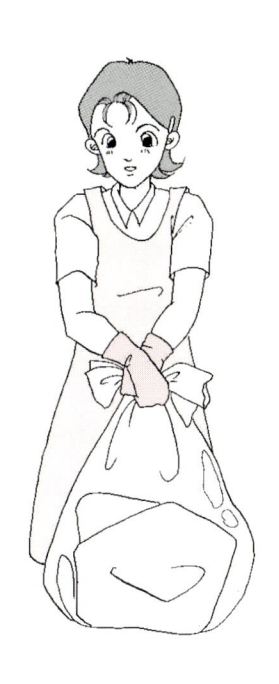

3　MRSA感染症患者のケア別留意点

　本表は、在宅ケアにおけるMRSA感染症患者のケア別留意点は、通常のケアにも必要なことである。

ケア内容等	🚗	🏠
カテーテル処置（挿入、吸引、操作、消毒等）	・手袋、必要に応じてプラスチックエプロンを着用して、無菌操作に準じて実施。	・手袋、必要に応じてエプロンを着用して、無菌操作に準じて実施。
尿道留置カテーテル使用時の陰部洗浄	・手袋、プラスチックエプロンを着用し、微温湯と液体石けんを用いて実施。	
点滴ボトル・ライン交換	・消毒剤による手洗い後、点滴ボトルの接合部（ゴム栓部位）を消毒用エタノール綿で清拭してから、接続・交換する。	
蓄尿バッグの交換	・手洗い後、手袋、必要に応じてプラスチックエプロンを着用して実施。 ・尿はトイレに廃棄。 ・蓄尿バッグの排出口は消毒用エタノール綿で消毒。 ・入浴時等もラインの連結部を外さない。 ・廃棄物は在宅医療廃棄物（一般ゴミ）として廃棄する。	・手洗い後、手袋を着用して実施。 ・尿はトイレに廃棄。 ・蓄尿バッグの排出口は消毒用エタノール綿で消毒。 ・廃棄物は在宅医療廃棄物（一般ゴミ）として廃棄する。
創傷処置	・手袋、プラスチックエプロンを着用して、無菌操作で実施。	・手袋を着用して、無菌操作で実施。
トイレの介助等（排泄、経血、オムツ等）	・排泄物、血液等に触れる可能性がある時は、手袋、プラスチックエプロンを着用する。	・通常どおり。
リネン	・洗濯は通常どおり。 ・湿性の血液・体液・排泄物等が付着している場合は、手袋・エプロンを着用して、リネンを取扱う。	・洗濯は通常どおり。 ・特別な取扱いは不要。
患者の清拭	・手袋・プラスチックエプロンを着用して実施。	・通常どおり。

ケア内容等	🚗	🏠
入　浴	・半袖にプラスチックエプロンを着用して実施。 ・褥瘡・創傷部位に触れる場合、手袋を着用。 ・浴槽は洗剤で洗いよく乾燥させる。	・特別な取扱いは不要。 ・水はね防止に使用したエプロン等は洗濯して乾燥させる。
食　事	・食器、残飯の特別な取扱いは不要。	
清　掃・ 環境整備	・通常どおり。 ・湿性の血液、体液、排泄物等が付着している場合、手袋、プラスチックエプロンを着用する。	・通常どおり。

※無菌操作開始前は、液体石けんと流水による手洗い後、消毒剤と流水による手洗いか、速乾性すり込み式手指消毒剤を用いて手指消毒をする。

※一連の作業を終えたら、液体石けんと流水で手を洗い、洗った手を完全に乾燥させる。

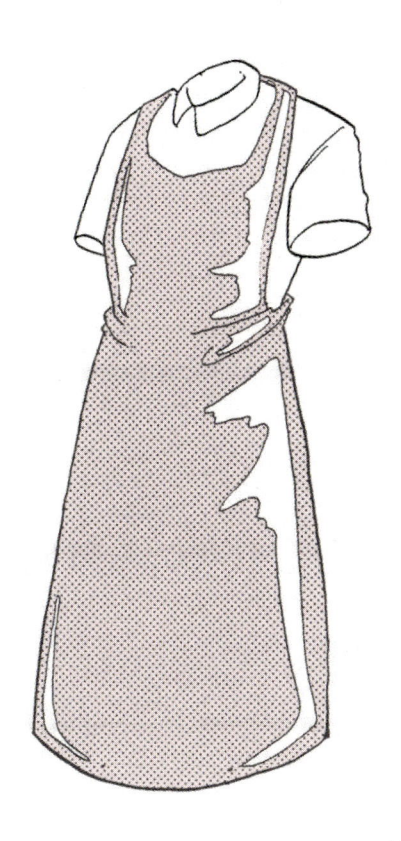

> **Column** 退院するとMRSA（メチシリン耐性黄色ブドウ球菌；MRSA；Methicillin-resistant *Staphylococcus aureus*）が消えるといわれているのは何故？

○ 黄色ブドウ球菌は皮膚や粘膜に少数常在している菌で、損傷があると感染の原因となる。また、創傷やカテーテル部位に付着しやすく、一度定着するとキズが治癒するまで、または、カテーテルを抜去するまで消失しない性質がある。

○ 黄色ブドウ球菌には、抗菌薬がよく効くMSSA（Methicillin-sensitive *Staphylococcus aureus*：メチシリン感受性黄色ブドウ球菌）と抗菌薬が効きにくいMRSA（メチシリン耐性黄色ブドウ球菌）がある。両者とも病原性には差はないが、繁殖力はMSSAの方が強い傾向にある。

○ 抗菌薬の投与を受けると、MSSAは消失するが、MRSAは残る。これは抗菌薬の投与により、性格の違う菌に交代することを意味する（菌交代現象）。通常、退院すると抗菌薬は投与されないため、繁殖力の弱いMRSAは菌量が減少して検出されなくなる。ただし、褥瘡等に付着したMRSAはキズが治らないかぎり消えない。

○ 在宅患者は、MRSAが陰性（－）であることを検査する必要はない。

抗菌薬とは：

　細菌類に対する親和性が高く、増殖抑制作用や殺菌作用を有するが、人体に対しては作用が緩和な薬剤。

菌交代現象とは：

　抗菌薬や殺微生物作用のある薬剤を使用することで、その薬剤に感受性のない微生物が増殖して、感染の状態にいたること。

> **Column** 保菌状態と感染症が発生している状態

　通常生体が保有している常在菌以外に、病原微生物が生体に付着している状態には、保菌状態と感染症が発生している状態とがある。
保菌状態（定着ともいう）は、病原微生物が検出されるが、感染兆候がない状態をいう。
　感染症を発生している状態とは、病原微生物が生体に付着または侵入し、感染兆候つまり、発熱・発赤・腫脹・疼痛を伴う諸症状を呈している状態をいう。

2　疥癬患者のケア

1　疥癬とは

　疥癬は、ヒゼンダニがヒトの皮膚（角質層）に寄生して発症する掻痒の強い感染性の皮膚疾患で、性感染症（sexually transmitted diseases, STD）でもある。老人ホームや介護施設等で蔓延して問題となることがある。

　疥癬には、通常の疥癬と免疫低下患者が罹患する角化型疥癬（重症型）がある。両者の違いはヒゼンダニの寄生数で、角化型疥癬は寄生数が多く、皮膚が蠣殻状になる。感染力が非常に強いので注意を要する。本稿では普通の疥癬について記載する。

●● ヒゼンダニの寄生数 ●●

通常の疥癬	1,000 匹
角化型疥癬	1,000,000～2,000,000 匹

1　ヒゼンダニとは

　体長は0.2～0.4mm、人体寄生性のダニである。肉眼ではほとんど見えない。幼虫、若虫及び成虫（雄）は体表面で活動するが、雌成虫は交尾後、角質間にトンネルを掘って産卵を続ける。産み付けられた卵は3～4日で孵化し、脱皮を繰り返して成虫となる。一世代の長さは約10～14日である。

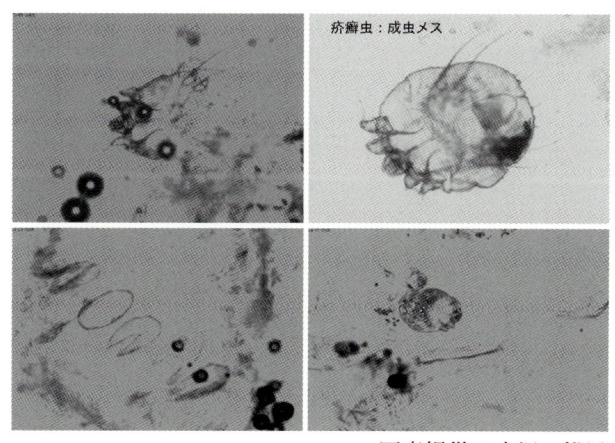

ヒゼンダニ顕微鏡写真　　写真提供：小塚　雄民

●● 経口疥癬治療薬（イベルメクチン）について ●●

- ストロメクトール錠3mg（一般名イベルメクチン）が、糞線虫症※の治療薬として2002年12月に薬価収載された。（輸入・販売万有製薬）
- 通常、イベルメクチンとして体重1kgあたり約200μgを2週間間隔で2回投与する。薬価1錠78,190円（平成16年）
- 海外では、疥癬の治療薬として使用されている。
  わが国では、疥癬への使用は適応外使用である。
  本薬は、経口疥癬治療薬として効果が期待でき、適応追加申請が行われることに伴い、2005年4月特定療養費の適用が認められた。

※熱帯から亜熱帯の湿潤な地域に広く分布する糞線虫の寄生虫感染症。
わが国では沖縄県や鹿児島県の奄美諸島に集中している。

2 症　状

　激しい痒みが特徴的で、特に夜間は強く夜は眠れず、不眠に陥ることもある。病巣の好発部位は、指間部、手掌、陰部、腋窩、女性乳房下部等である。

　全身に発疹等がみられた場合は、皮膚科専門医を受診させ、早期発見に努めることが大切である。皮膚科への受診ができない場合、写真を撮り専門医の指示を得るとよい。

> **早期発見、早期治療が蔓延を防止する**
>
> 　疥癬はステロイド軟膏を使用するとかえって症状を悪化させる。発疹（指間部、手掌、陰部、腋窩等）や掻痒感がある場合、皮膚科専門医を受診し、早期発見、早期治療が重要である。

❷ 疥癬の感染経路と感染リスク

　主な感染経路は、皮膚と皮膚との直接接触（濃厚接触）である。まれに寝具・リネン類等を介した間接接触、患者の落屑物等が二次的な感染経路である。医療機関においては角化型疥癬患者の使用した血圧計のマンシェットによる院内感染も報告されている。潜伏期は、通常、2～4週間である。

　疥癬患者に皮膚と皮膚が直接接触（まれに、寝具・リネン類・器具等を介した間接接触の場合もある）したすべての人（患者、家族等、訪問看護師等）へ感染する可能性があり、注意を要する。

❸ 疥癬患者のケアの留意点

ケア内容	🚗	🏠
通常のケア及び清拭	・手袋、プラスチックエプロンを着用して実施する。 ・終了後、手袋・エプロンをはずしてプラスチック袋に入れ、密閉し、手や腕を良く洗う。	
入浴	・特別な対策は不要（シャワー浴が望ましい）。 ・浴槽は通常の清掃でよい。 ・入浴ケアスタッフは長い手袋を着用して実施する。	
リネン類（衣類、シーツ等）	・バケツ等にいれて温湯消毒（50℃以上、10分間以上）する。 ・温湯消毒後、通常に洗濯する（家族のものと区別しなくて良い）。	
布団	・良く干す。 ・市販布団乾燥機の殺ダニ機能を利用する。	
清掃等	・掃除機はフィルター機能を有し、ダニを拡散させないものが望ましい。フィルター機能がない場合室外排気で使用する。 ・消毒剤による床の消毒は必要ない。	
医療用具・器具	・血圧計は患者専用が望ましい。 ・専用の血圧計がない場合、使用後、マンシェット部分を温湯消毒（50℃以上、10分間以上）する。 ・聴診器は使用後アルコール清拭。 ・器具類は使用後、温湯消毒（50℃以上、10分間以上）する。	・器具類は使用後、温湯消毒（50℃以上、10分間以上）する。

　入浴の介助の場合感染を受けやすいので、長い手袋をするなどして、患者と皮膚の接触をしないようにする。

　一連の作業が終了したら、液体石けんと流水で手を洗い、洗った手を完全に乾燥させる。

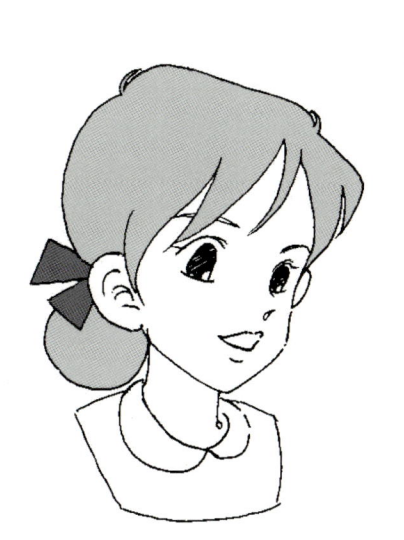

疥癬は接触感染に注意すればいいのよ。

3 ウイルス肝炎患者（HBV、HCV）、HIV感染症患者のケア

❶ ウイルス肝炎（HBV、HCV）、HIV感染症とは

　ウイルス肝炎や、HIV感染症の病原体であるHBV、HCV、HIVは、感染患者の血液中に生存する血中ウイルス（表22）である。発症前の潜伏期間中でも血液中にウイルスが存在するため、ウイルスに汚染された血液の注入、針刺し事故等により感染が成立する場合がある。

表22　主な血中ウイルス疾患と病原体

疾患	病原体
HBV感染症	B型肝炎ウイルス（hepatits B virus：HBV）
HCV感染症	C型肝炎ウイルス（hepatits C virus：HCV）
HIV感染症 AIDS*	ヒト免疫不全ウイルス（human immunodeficiency virus：HIV）

＊AIDS：acquired immunodeficiency syndrome：後天性免疫不全症候群：CD4リンパ球が減少して免疫不全が進行し、種々の日和見感染症や悪性腫瘍が生じた状態。

❷ ウイルス肝炎・HIV感染症の感染経路と感染リスク

　血液・体液等を介した非経口感染。主に、針刺し事故や鋭利物による血液・体液曝露事故による感染であるが、性行為等でも感染する。したがって、患者の湿性の血液・体液等に直接触れる可能性がなければ問題はない。
　これらの血中ウイルスは、ヒト又はチンパンジーの生きた血液中のみで生存できるウイルスである。ウイルスは、生体細胞に寄生しなければ生存できない。血液等で汚染された物品のウイルスを、不活化させる一番の方法は、大量の水で血液を希釈溶血することである。

❸ ウイルス肝炎患者（HBV、HCV）、HIV感染症患者のケアの留意点

　感染予防対策は標準予防策を実施する。すなわち、血液・体液等に触れる可能性がある場合は、手袋、プラスチックエプロンを着用して対応する。床等に血液・体液・排泄物等がこぼれた場合は、0.5％（5,000ppm）次亜塩素酸ナトリウム液で拭き取り、そのあと湿式清掃し、乾燥させる。

　手袋の装着前後は、液体石けんと流水で手を洗い、洗った手を完全に乾燥させる。

留意点	🚗	🏠
手袋・プラスチックエプロンが必要な場合	・鼻血、出血、創傷処置、観血的な口腔内処置、吐血、下血、経血等、血液が付着する可能性のある場合。 ・血液（特に湿った血液は高リスク）が付着した衣類、寝具・リネン類を取り扱う場合。 ・訪問看護師等や家族等の衣類が血液の汚染を受ける可能性がある場合、プラスチックエプロンを着用する。 ＊上記の場合で、患者自身で処理できる事柄は患者が行うこと（交差感染のリスクがない）。	
針を使用した場合	・キャップをしないで針捨てボックスへ直接廃棄する。	・インスリン自己注射は自分でリキャップする。 ・自分でできない場合は、針捨てボックス等を用意するのが望ましい。

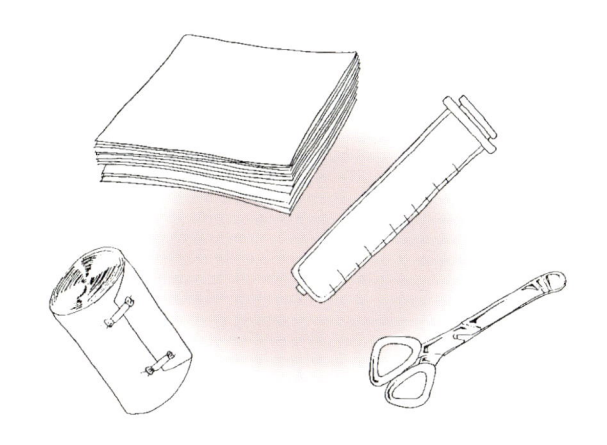

❹ ウイルス肝炎患者、HIV感染症患者の日常生活における留意点

　血中ウイルスによる感染が成立するためには、ある程度のウイルス量が必要である。血液の付着する可能性のある物品は個人専用とし、可能性の少ない物品（血液が付着している場合は除く）は家族共有でよい。

家族と同じで良いもの	入浴、食事（食器）、化粧品、洗濯、トイレ、爪切り、耳かき（使用後は清潔に）等
個人専用とするもの	歯ブラシ、カミソリ、くし、タオル等

> **注　意**
>
> 　患者自身がウイルスキャリアーであることを知らない場合や、未同定の病原体が存在するという感染予防対策の原点にもどり、訪問看護師、家族等は、すべての血液・体液・排泄物等に十分な注意を払う、標準予防策を実施することを原則とする。

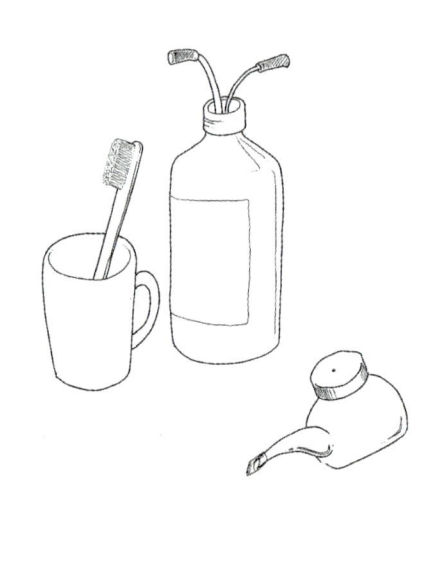

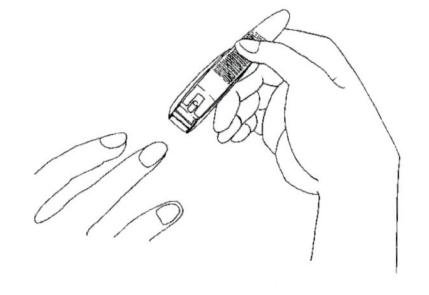

4　インフルエンザ患者のケア

❶ インフルエンザとは

　　インフルエンザは伝染力が強いものの、通常、短期間で治癒するが、ごくまれに重症になることもある。しかし、高齢者や乳幼児、また、循環器系や呼吸器系等に基礎疾患をもつ場合では、重症化することが知られている。特に高齢者では、脱水による衰弱や肺炎の合併症等で致死的状況に陥ることも多い。
　　インフルエンザウイルスには様々な亜型があり、抗原変異を起こすため、ワクチンによる予防が難しい場合がある。流行しているインフルエンザウイルスに対する抗体がないと感染する。一般的には学童期の小児や高齢者が最も罹患しやすい。潜伏期は１～２日、発症後３日間は感染性がある。

❷ インフルエンザの治療

　　発症初期であれば抗ウイルス剤の効果も期待できるが、一般的には対症療法で対応する。特に高齢者においては、経口摂取が困難となること、発熱のために容易に脱水を生じることから、水分の補給が重要であり、輸液が必要になることも多い。インフルエンザの治療にあたって抗菌薬を用いることは議論のあるところであるが、高齢者などのハイリスク群では二次感染による細菌性肺炎を合併することも多く、抗菌薬の予防投与も考慮する。いずれにせよハイリスク群の患者では、インフルエンザの発症が考えられる際には早期に医師の診察を受ける。

> **Column　インフルエンザと風邪**
>
> **インフルエンザとそれ以外の風邪をなぜ区別しなければならないのか？**
>
> 　インフルエンザには予防接種（ワクチン）と感染早期であれば治療法（オセルタミビルやザナミビル等）があり、他の風邪には治療法も予防接種もないからである。また、インフルエンザは全身症状を引き起こすため、他の風邪に比べ、肺炎などの合併症が起こりやすい。
>
> 　一般的に風邪の原因となる病原体は、80～90％がウイルス（インフルエンザウイルス、パラインフルエンザウイルス、RSウイルス、アデノウイルス、ライノウイルス、コクサッキーウイルス、エコーウイルス、コロナウイルスなど）であり、細菌、クラミジア、マイコプラズマ等はまれである。したがって通常の風邪に抗菌薬は不要で、安静と栄養・水分補給が重要である。
>
> 　インフルエンザは急激な発熱（39～40℃）と強い全身症状（頭痛、腰痛、関節痛、筋肉痛、食欲不振）で始まり、呼吸器症状（咽頭炎、鼻汁、咳）が続く。しかし、他の風邪でも同様の症状を引き起こしうるので、決して絶対的なものではない。
>
> 　確定診断は、鼻腔や咽頭粘液からインフルエンザウイルスを検出することである。このキットは市販されており、短時間で判定できる。

> **Column　インフルエンザ桿菌と肺炎球菌**
>
> 　インフルエンザウイルスによる風邪様症候を"インフルエンザ"と称するが、風邪に続発する細菌性呼吸器感染症には、インフルエンザ桿菌や肺炎球菌等の上気道に常在する細菌が原因となることが多い。近年、これらの細菌は抗菌薬に耐性を示すものが少しずつ増加しており、問題視されている。

❸ インフルエンザの感染経路と感染リスク

　感染経路は主に飛沫感染であるか、患者の鼻汁等により接触感染する。（症状の激しい場合は、注意が必要となる）P.23参照
　以下の者は感染した場合のリスクが高いので注意する。
① 65歳以上の高齢者。
② 老人ホームや慢性疾患療養施設に入所している人。
③ 慢性肺疾患や心疾患の成人及び小児（小児喘息を含む）。
④ 慢性の代謝性疾患（糖尿病を含む）、腎不全、異常血色素症、免疫不全（免疫抑制剤投与を含む）にて診察を受けている人、入院したことのある人。
⑤ 長期間アスピリン投与を受けている小児、青少年（6ヵ月～18歳）：（インフルエンザ感染によりReye症候群を発現する可能性がある）。

❹ インフルエンザ患者のケアの留意点

　風邪を含めた呼吸器感染症の予防にはうがいと手洗いが基本であり、さらには居室の加温、加湿等が有効とされている。しかし、実際にはこれらの一般的な予防対策でインフルエンザの発症を阻止することは困難であり、有効性が確実に期待できる予防対策はインフルエンザワクチンの接種である。ワクチン株と流行株が一致した場合、発病を予防する効果は健康成人で約70～90%とされている[1]。また、高齢者においては、多数例の解析により発症予防効果は39～68%と低い場合があるものの、死亡を防止する効果は56～76%で、重症化を防ぐ効果は十分に期待できることが報告されている[2]。
　一般的には乳幼児、高齢者や基礎疾患をもつハイリスク群がワクチン接種の対象とされているが、これらの人々に接する医療関係者もワクチン接種の適応と考えられ、在宅医療の場合には、患者の家族もワクチン接種の対象になるものと考えられる[3]。

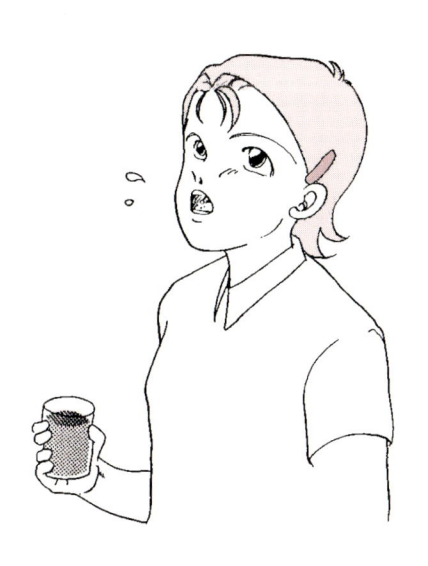

留意点	🏠・🚗
ケア時	・前後に液体石けんと流水で手洗いをする。 ・処置後にうがいをする。
布団、リネンの取扱い 清掃、環境管理 食事	特別な対策は不要

> ⚠ **注 意**
>
> ケア時に患者の咳が激しい場合、患者にはサージカルマスクをしてもらう。

●● インフルエンザ予防の基本 ●●

① 予防接種
② 手洗い（液体石けんと流水による手洗い）
③ うがい（ポビドンヨードガーグル等）

【参考文献】
1) 菅谷憲夫：インフルエンザワクチン．化学療法の領域14（11）：1923-1929,1998.
2) Peter A. Gross, Alicia W. Hermogenes, Henry S. Sacks, et al: The Efficacy of Infuluenza Vaccine in Elderly Persons - A Meta-analysis and Review of the Literature：Ann Intern Med 123：518-527,1995.
3) Prevention and control of Influenza, Recommendations of the Advisory Committee on Immunization Practices（ACIP）MMWR45（RR-5）1-24. 1996.

5 結核患者のケア

❶ 結核とは

結核とは、結核菌 *Mycobacterium tuberculosis* を病原体とする慢性感染症である。

肺結核が疑われる症状
① 2週間以上継続する咳や痰
② 発熱、寝汗、体重減少、食欲不振、及び全身倦怠等の全身症状

上記症状を認める者に対しては、肺結核の可能性を常に疑い、喀痰抗酸菌塗抹検査（できれば3日間）を家庭医や病院で速やかに行うこと。もし、喀痰抗酸菌塗抹検査で陽性が判明したら、専門医療機関で速やかに適切な診断や治療を受けること。

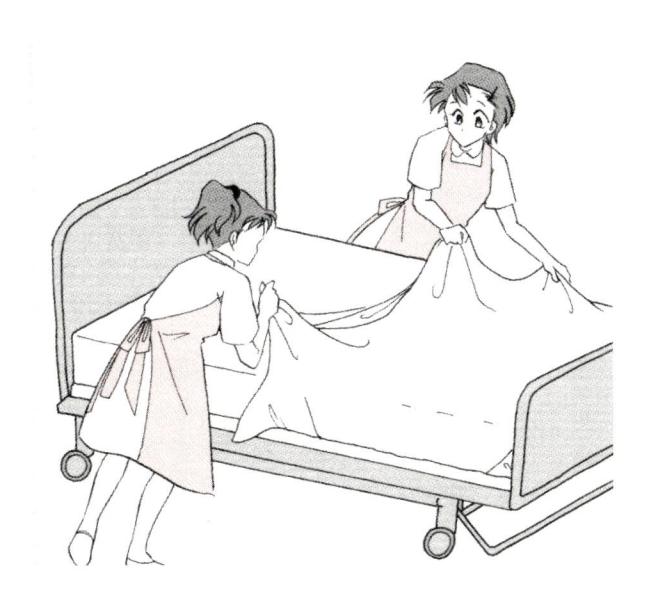

❷ 結核の感染経路と感染リスク

　結核の感染経路は空気感染（飛沫核感染ともいう）である。
結核の発症は70才以上で非常に多く、慢性呼吸器症状の20人に1人は結核性疾患とされる。また陳旧性結核、珪肺症、ツベルクリン反応陽転一年以内、免疫抑制剤投与中、腎透析中、胃切除後、糖尿病、膠原病などの基礎疾患を持つ人に発病リスクが高い。
　一方、若年（29才以下）の訪問看護師等では、結核の既往のないものがほとんどであり、幼児期に受けたBCGもその効果は15年程度とされ、結核に対する免疫がほとんどないと考えられる。このように多くの中高年者（40才以上のすべての人）は、既感染結核が発症する（再燃）危険があり、また結核未感染のすべての年齢の人は結核菌の吸入があった場合の結核の罹患・発症の危険がある。

> **Column　飛沫感染と空気感染（飛沫核感染）**
>
> **飛沫感染とは：**
> 　咳やくしゃみ等で発生した、微生物を含む飛沫（5μm以上の粒子）を、結膜、鼻粘膜、口腔内等に付着させることで生じる感染をいう。
> 　飛沫は粒子が大きいので、短い距離（通常1m以下）しか移動しない。また、肺胞まで吸入されることはない。
>
> **空気感染（飛沫核感染）とは：**
> 　飛沫核は、飛沫中の水分が蒸発した後の小粒子（5μm以下）で、長時間空中を浮遊する。飛沫核を吸入することで生じる感染を空気感染という。
> 　飛沫核は肺胞まで到達する。結核患者のケアにおけるポイントは、飛沫核を発生させないことと、吸入しないことである。

❸ 結核患者のケアの留意点

　結核と診断されれば、入院治療となるので通常在宅ではケアすることはない。以下は参考である。

　激しい咳、2週間以上続く咳や痰の出る人には、その人にサージカルマスクを着用してもらう。咳の激しい人の部屋に入る前に、窓を開けてもらい十分に換気した後に入室する。

　浮遊する結核菌があった場合、換気を行うことにより希釈され限りなく自然界の状態に近づき、感染を起こさない状態になる。結核菌は紫外線に弱く、直接外気に排出してかまわない。介護者自身がマスクを付けても、結核の場合ほとんど効果がないとされるので、マスクを過信しない。痰は、日頃からプラスチック袋等に入れるなどしっかりとした処理を行うよう指導する。このためには、ごみ箱にプラスチック袋による内袋を常備し、交換時直ちに袋の口を密封する。袋の中の空気は押し出さないことを原則とするが、必要のある時は、外気の中で行い、決して吸入しないよう注意をする。部屋の内部は、明らかな痰等による汚染がなければ、汚染物による感染は起こさない。通常の湿式清掃を行う。汚染箇所の処理は、プラスチック手袋を着用し、濡らしたティッシュ等で拭き取り、その後次亜塩素酸ナトリウム液　0.5％（5,000ppm）で清拭する。患者の結核発症の可能性を疑った場合は、速やかにかかりつけの医師に連絡をとり相談する。

●● 在宅での予防のポイント ●●

> 早期発見
> （早期受診）

【参考文献】
厚生省地方医務局協議会監修：結核院内感染防止－国立病院・療養所　結核院内感染防止のための指針－, 厚生共済会, 東京, 1998年

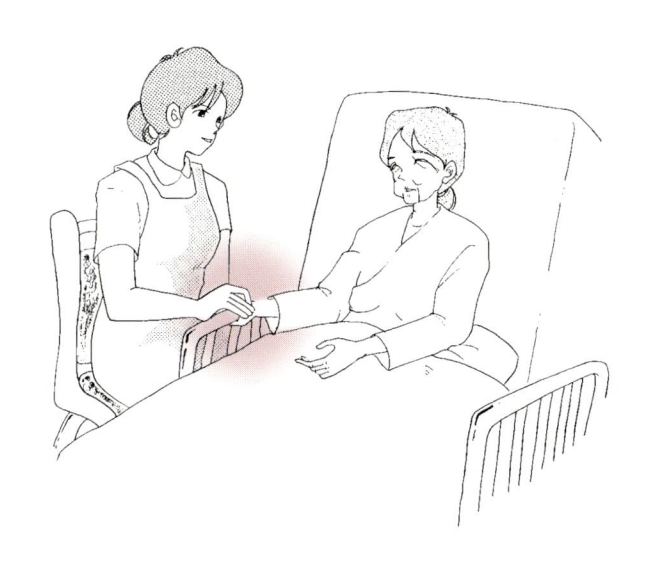

4 在宅ケアと処置

1　褥瘡患者のケア

❶ 褥瘡とは

　褥瘡とは、体の接触面から受ける圧迫により組織の末梢血管が閉塞し、壊死を起こす病態である。一定の場所に一定時間以上の圧力が加わることが褥瘡につながる。

> **Memo　褥瘡発生の誘因**
>
> ① 直接原因は、持続性の圧迫である。
> ② 自発的体位変換を不可能にする障害が存在する。
> ③ 加齢、摩擦、ずれ、失禁、低栄養、やせ等が褥瘡の発生を助長する。

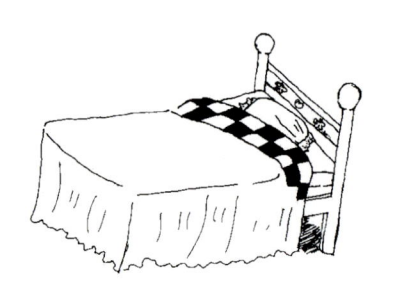

図6　褥瘡の発生しやすい部位

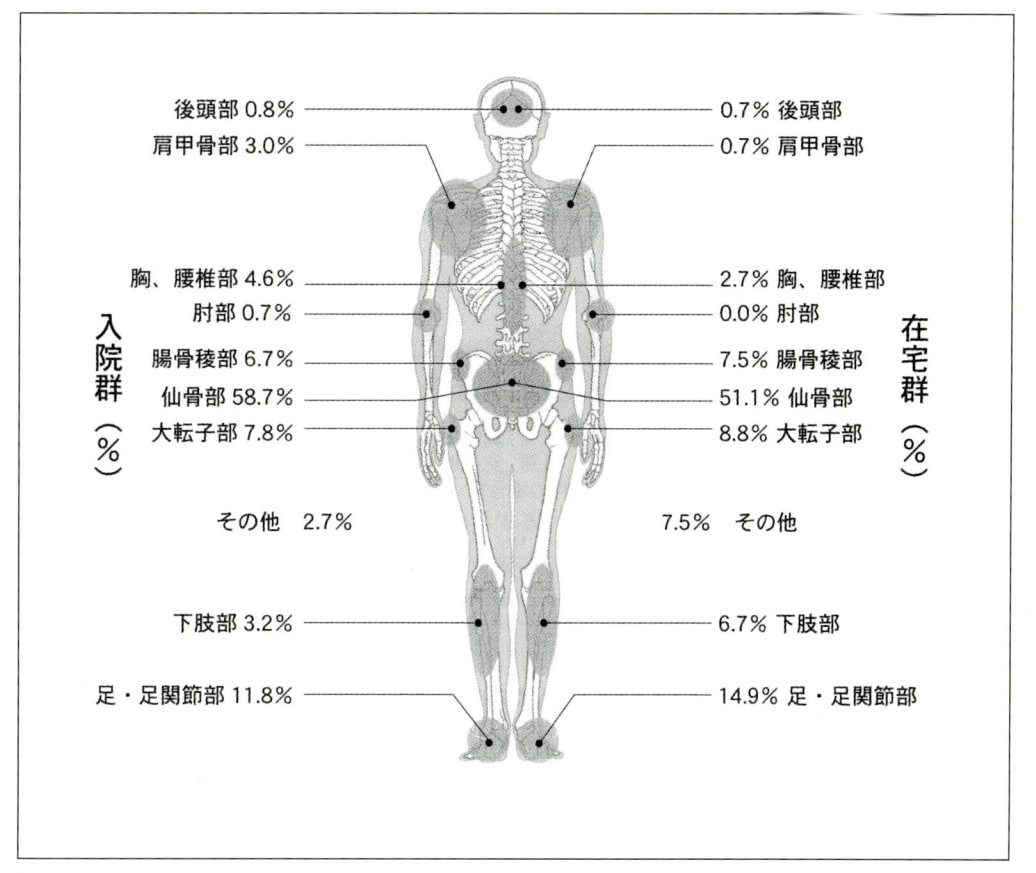

入院群（％）		在宅群（％）
後頭部 0.8％		0.7％ 後頭部
肩甲骨部 3.0％		0.7％ 肩甲骨部
胸、腰椎部 4.6％		2.7％ 胸、腰椎部
肘部 0.7％		0.0％ 肘部
腸骨稜部 6.7％		7.5％ 腸骨稜部
仙骨部 58.7％		51.1％ 仙骨部
大転子部 7.8％		8.8％ 大転子部
その他 2.7％		7.5％ その他
下肢部 3.2％		6.7％ 下肢部
足・足関節部 11.8％		14.9％ 足・足関節部

『褥瘡の予防・治療ガイドライン』（照林社発行）の付録5頁の図4を転載。参考文献1）

1　褥瘡の予防対策

　褥瘡の予防は、栄養状態が低下した組織や刺激を受けた皮膚に、持続的な摩擦、圧迫を与えないように患者の日常生活を援助することである。

① 皮膚の観察
　　褥瘡の発生しやすい部位の発赤に注意
　訪問看護師等は患者のとる体位と、その体位における骨突起部位の皮膚を観察する。また、体位変換したとき、圧迫部位に発赤がないか注意する。さらに、拘縮のある患者は膝、肘等も観察する。家族等には、皮膚の毎日の観察を教育・指導する。

② 持続的圧迫の除去
　体位変換により特定の骨突起部位の体圧集中を防ぐ

　原則として2時間に1回の体位変換が望ましい。確実な体位変換を実行するため、体位変換スケジュール表（仰臥位……右側臥位……臥位……左側臥位 等）を掲示するとよい。また、30度側臥位、腹臥位等も取り入れ、体圧分散寝具も積極的に活用するよう、訪問看護師等は指導する。

　坐位姿勢は90度ルール（かかと・背中は付けた状態で膝、腰の角度を90度、大腿後面で体重を支える）とし、15分ごとに自分の両腕で臀部を持ち上げるようにして、60分を限度とする。90度ルールが適応できない場合、ブーメラン型クッション、オーバーテーブル、足台等の姿勢保持用具を使用する。

③ 皮膚の保護

　皮膚耐久性の低下を防ぐことであり、具体的には皮膚を湿潤状態（汗・排泄物等）から守ること、皮膚に摩擦・ずれを起こさせないことである。

④ 栄養管理

　訪問看護師等は褥瘡を発生させないために、患者の摂取カロリー、摂取たん白質量、水分補給状態、推定栄養所要量を評価し、できるだけ経口摂取ができるよう指導する。在宅では、腸骨等の骨突出状態や皮膚の変化（色調、浮腫、乾燥、つまんでも元に戻らない等）を参考にする。また、亜鉛が欠乏すると創傷治癒過程は遅延するので、欠乏している場合は添加するようにする（1日15mgの確保、血清値70～150μg/dLを保つ）。

　患者が自分の口で食べることは活力の源でもあるので、経口摂取できるよう工夫する。

　基礎疾患がある場合や、患者の状態に応じた摂取経路（経口、経管、点滴）を考慮する場合は、医師、訪問看護師等、栄養士、家族・患者とが連携した対応をとる。

> **Memo　栄養管理の目安**
>
> ○ 患者の摂取カロリー：25～30Kcal／kg／日
> ○ 摂取たん白質量：1.1～1.2g／kg／日
> 　生化学的には、アルブミン3.0g／dL以下、ヘモグロビン11g／dL以下にしないこと

> **Memo　経口摂取できる工夫～感染予防にも経口摂取できる食事は大切である**
>
> ○ 適当な水分や飲み込みやすい粘性のある食事。
> ○ おいしい食事（患者の嗜好に合った食事）。
> ○ 疲れない姿勢をとる。
> ○ 手や腕が不自由でも使える食器を使う。
> ○ 目で見てわかりやすい配膳にする。
> ○ 消化態栄養剤を利用しゼリー状にする（嚥下障害時、十分に栄養摂取できない場合等）。
> ○ たん白補助食品を利用する（たん白質が不十分な場合）。

2　褥瘡の治療・処置の進め方

　褥瘡の治療・処置を進める場合、その手順は褥瘡がどのレベルなのかによって異なる。褥瘡の分類基準を示す。

① 深度分類

種々の定義があるが、介護保険制度で採用されるShea（シー）の分類を示す。

●● Sheaの分類 ●●

Ⅰ度	紅斑又は表皮の壊死若しくは欠損
Ⅱ度	真皮全層に及ぶ潰瘍（壊死又は欠損）
Ⅲ度	皮下脂肪深層に達するものであって筋膜を超えない潰瘍（壊死又は欠損）
Ⅳ度	筋膜を超えた潰瘍（壊死又は欠損。関節・骨の露出又は壊死を含む）

② 創面の色調による褥瘡の分類と治療方針

「深い褥瘡」の場合、すなわち深度分類のⅢ度～Ⅳ度の褥瘡では、褥瘡創面の色調は治療経過とともに、黒…黄…赤…白と変化する。そこで、色調により、4つのレベルに分類する。また、分類に応じて治療方針は決まる。

a. 黒色期（炎症期）

表皮・真皮が壊死に陥り、黒く乾燥したもの（以下、黒色壊死組織と呼ぶ）が創を覆っている。
大部分の例では、より深部の組織も壊死に陥っている。
黒色壊死組織の周囲には、発赤等の急性炎症反応を認める。
治療方針：黒色壊死組織の除去（外科的方法、酵素製剤の使用等）

b. 黄色期（浸出期）

黒色壊死組織が除かれると、黄土色の深部壊死組織や不良肉芽が露出するようになる。
一般に最も浸出液が多くなり、感染を合併しやすくなる。
治療方針：壊死組織・不良肉芽の除去（外科的方法、酵素製剤・吸水性ポリマービーズの使用、生理食塩液ガーゼの充填・交換等）
感染や浸出液のコントロール（創の洗浄、感染に強い薬剤・吸水性の高い薬剤の使用等）

c. 赤色期（肉芽形成期）

壊死組織が除かれると、創面から鮮紅色で細顆粒状の肉芽組織が盛り上がるようになる。
周囲の炎症反応は消退する。
治療方針：感染に注意して肉芽形成を促進する（肉芽形成促進作用を有する外用剤の使用、ハイドロコロイドドレッシング材の貼付等）

d. 白色期（成熟期）

皮膚表面レベルまで盛り上がった肉芽組織は一転して収縮を始め、創は急速に縮小する。
辺縁より表皮細胞が肉芽組織上の遊走して来て、新たな上皮を形成する。
この上皮は周囲の皮膚より白色調が強いのが特徴である。
治療方針：上皮化の促進（上皮化促進作用、創面保護作用のある外用剤の使用、ポリウレタンフィルムドレッシング材の使用等）

③ 褥瘡の治療・処置方針

急性期の褥瘡と慢性期の褥瘡（深度分類。Ⅰ～Ⅱ度、及び深度分類Ⅲ～Ⅳ度）の治療方針は異なるので、以下に示す。

急性期の褥瘡

発生後間もない、発赤、水疱、血疱、紫紅斑やびらん、出血を呈する段階の褥瘡。

浅い褥瘡（Ⅰ～Ⅱ度）でとどまるのか、深い褥瘡（Ⅲ～Ⅳ度）に進展するのか不明であることが多い。毎日、創の状態をよく観察することが大切である。浸出液がない場合等は透明なドレッシング材で覆う方が観察に便利である。

急性期の褥瘡の治療

局所の感染予防（抗菌作用を持つ油性軟膏やゲーベン®クリーム等の使用）と創部の保護・疼痛対策（ポリウレタンフィルム、ポリウレタンフォームドレッシング材等）

慢性期の褥瘡の治療

浅い褥瘡（Ⅰ～Ⅱ度）の場合

発赤、水疱にはポリウレタンフィルム等で摩擦や失禁から保護する。

びらんや浅い潰瘍には吸水性のあるドレッシング材（ハイドロコロイドドレッシング材、アルギネートドレッシング材、ポリウレタンフォームドレッシング材等）や外用剤（油性軟膏、アクトシン®軟膏、プロスタンディン®軟膏等）を使用する。

深い褥瘡（Ⅲ～Ⅳ度）の場合

創面の色調に応じた治療方針をとる。

④ その他のチェック項目と治療・処置の方針

褥瘡の分類、レベルの把握とともに、以下の項目にも留意し、治療方針をたてる。

浸出液の量

○多い場合

　感染や浮腫の疑いがある。また、浸出液による周囲皮膚の湿潤や汚染、圧迫（創が密閉されている場合）にも注意する。吸水性ポリマービーズや水分を吸収する基剤（マクロゴール）を使用した水溶性軟膏が適する。ガーゼは薄いままで交換を頻繁にする方がよい。通常、ドレッシング材は適さない。

○少ない場合

　脱水や低栄養の患者によくみられる。創が乾燥し、壊死組織の除去、肉芽・上皮形成が進まない。

　水分含有率の多い外用剤、ハイドロジェルドレッシング材、ハイドロコロイドドレッシング材等を使用する。また、頻回に生理食塩ガーゼを交換する。

　水分吸収性のガーゼやドレッシング材は創面に固着し、かえって創傷治癒を遅らせることがあるので注意する。

感染の有無

　周囲の皮膚に急性炎症反応（発赤、腫脹、疼痛、熱感）を生じたり、浸出液の増加、発熱や白血球・CRPの上昇を伴う場合は、感染を疑う。浸出液の量、性状（膿性か否か）、におい、ガーゼ等の着色、肉芽の色等もチェックする。感染が局所にとどまる場合と、骨髄炎や関節炎、膿瘍、敗血症等、全身に及ぶ場合（抗菌薬の全身投与を検討）がある。

　ただちに消毒剤・抗菌薬含有外用剤（ユーパスタ®、イソジン®ゲル、カデックス®、デクラート®、ゲーベン®クリーム等、吸水性ポリマービーズ：デブリサン®、カデックス®、デクラート®等）に変更する。

　創は、洗浄、消毒、洗浄による処置を行う。また、感染の温床となる壊死組織の除去する。必要に応じて、外科的処置あるいは酵素製剤の使用を行う。

ポケットの有無

　健常皮膚の深部まで創が下掘れし、ひろがった状態（ポケット形成）がないか、チェックする。ポケットの奥は処置しにくく、壊死組織や不良肉芽が残存しやすいため、難治化する。

　生理食塩液を浸したタンポンガーゼ等を挿入するが、圧迫しすぎないよう注意する。

　ポケットが深く、デブリドマンがすすまない場合は、ポケット部の皮膚に切開を加えることを検討する。

1 褥瘡患者のケア

●● 参考：褥瘡治療に使用する外用剤・ドレッシング材 ●●

褥瘡治療に使用される外用剤・ドレッシング材には多くの種類があるが、すべての褥瘡に有効なものはない。褥瘡の分類、レベルに応じたものを使用する。本稿では、厚生省老人保健福祉局老人保健課 監修 褥瘡の予防・治療ガイドラインに掲載されている使い分け案を示す。

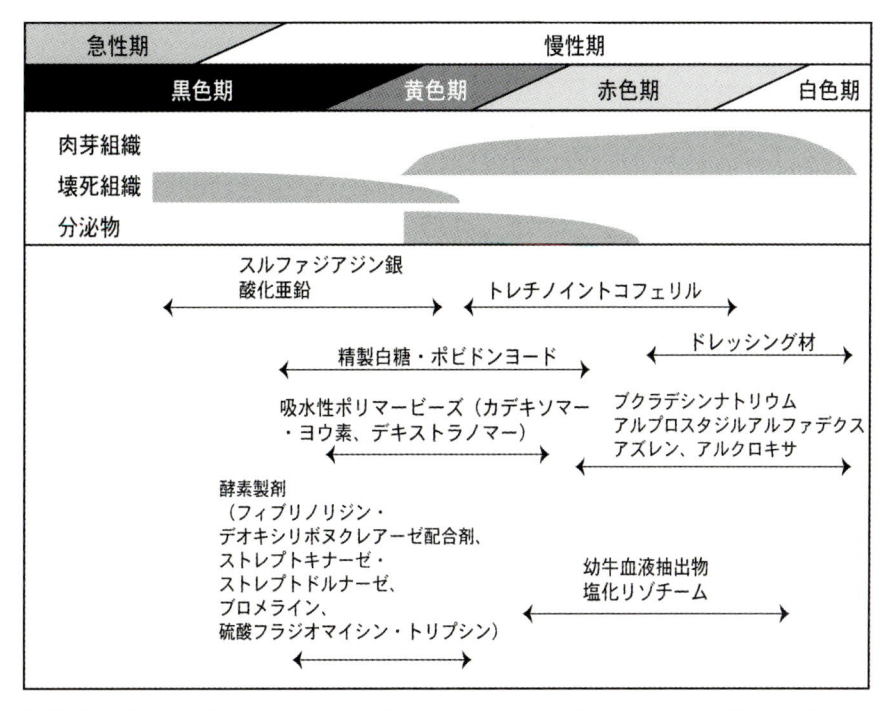

	急性期	慢性期		
	黒色期	黄色期	赤色期	白色期
肉芽組織			■	■
壊死組織	■	■		
分泌物		■	■	

- スルファジアジン銀・酸化亜鉛（黒色期〜黄色期）
- トレチノイントコフェリル（黄色期〜赤色期）
- 精製白糖・ポビドンヨード（黒色期〜赤色期）
- ドレッシング材（赤色期〜白色期）
- 吸水性ポリマービーズ（カデキソマー・ヨウ素、デキストラノマー）（黄色期〜赤色期）
- ブクラデシンナトリウム、アルプロスタジルアルファデクス、アズレン、アルクロキサ（赤色期〜白色期）
- 酵素製剤（フィブリノリジン・デオキシリボヌクレアーゼ配合剤、ストレプトキナーゼ・ストレプトドルナーゼ、ブロメライン、硫酸フラジオマイシン・トリプシン）（黒色期〜黄色期）
- 幼牛血液抽出物、塩化リゾチーム（赤色期〜白色期）

『褥瘡の予防・治療ガイドライン』（照林社発行）の77頁の図5を転載。参考文献1）

Column｜ドレッシング材とは

創傷部位を保護する医療材料。従来、ガーゼによるドレッシングが主体であったが、近年、創傷部位を湿潤状態に保つことが創傷治癒過程を促進するという研究結果から、ハイドロコロイドドレッシング材等が用いられるようになってきた。

ただし、感染や壊死組織の存在、滲出液過多等が認められる場合は適応にならないといった注意が必要である。

❷ 褥瘡患者の感染リスクと感染予防対策

　　褥瘡ケアの際、創面の感染予防・感染の拡散予防・曝露事故防止が重要となる。そのため、訪問看護師等が褥瘡ケアを行う場合は、接触感染経路を遮断するためにプラスチックエプロンを着用し、手指消毒後（液体石けんと流水でよく手を洗い、消毒剤と流水又は、速乾性すり込み式手指消毒剤を使用する等）、手をよく乾燥させてから手袋を着用してケアを実施する。処置後は、手袋・プラスチックエプロンや在宅医療廃棄物の処理後に、液体石けんと流水で手を洗い、洗った手を完全に乾燥させる。

❸ 褥瘡患者のケアの留意点と手順

🚗・🏠 共通

> ① 訪問看護師等は、プラスチックエプロンを着用し、液体石けんと流水で手を洗い、消毒剤と流水、又は速乾性すり込み式手指消毒剤を用い手指消毒後、手をよく乾燥させてから手袋を着用してケアを実施する。
> ② 創面のドレッシング材は辺縁から中心部に向かってゆっくりはがす。
> ③ 創面周囲の健康な皮膚を流水（水道水）と石けんでよく洗い、石けん分は十分洗い流しておく。
> ④ 壊死組織や壊死物質を除去するため、人肌程度に暖めた生理食塩液で注射器や洗浄用ノズル付きボトルを用いて、圧をかけて創面を十分洗浄する（洗浄液が透明になるまでを目安とする）。
> 　壊死組織がある場合、必要に応じて外用剤の使用や外科的なデブリドマンを行う。
> 　ポケット形成している部分は特に注意しながらポケット内部も洗浄する。
> 　洗浄後の汚水はトイレに流す。
> 　＊洗浄時に新生組織を傷つけないように、創面はこすらぬこと。
> ⑤ 創面の余分な水分を清潔なガーゼで軽くたたくようにふき取り、次いで、創周囲の健常皮膚に残った水分も清潔なガーゼかタオルでふき取り、乾燥させる。
> 　＊ドライヤーの使用や日光浴は、創面を乾燥させるため、治癒をかえって遅らせるので行わない。
> ⑥ 創が順調に治癒しているか、創のアセスメント（評価）を行い記録する。訪問看護師等は、必要に応じて、家族等に説明を行う。ただし、創部の拡大や感染徴候、浸出液の増加等、悪化が疑われる場合は医師・看護師に連絡する。

⑦ 壊死組織を伴い、感染の危険性の高い黒色期〜黄色期の褥瘡の場合
　生理食塩液で洗浄後、創面を10％ポビドンヨード液等で消毒する。消毒終了後（2〜3分後）、生理食塩液で創内の消毒剤を洗い流す。消毒剤は肉芽のもととなる繊維芽細胞に抑制的に働くので、使用後は創面に残さないように十分洗浄し、乾燥させる。
　＊感染がコントロールされた後は、漫然と消毒剤や消毒用外用剤を創内に使用しない。
　良好な肉芽や上皮が形成されつつある赤色期〜白色期の褥瘡の場合創面は消毒の必要はない。
　ただし、皮膚から創面への感染を予防する目的で、周囲の健常な皮膚は10％ポビドンヨード液等で消毒し、乾燥させる。
　＊周囲の皮膚がダメージを受けている場合は、消毒剤使用後、洗浄する。
⑧ 医師の指示で選択された外用剤や被覆材を使用する。
　＊固定する絆創膏を貼るときは、中心から外側に向かって貼ると皮膚に負担が少ない。
　＊ドレッシング材の貼付は、Ⅱ度以下の浅い褥瘡で、感染徴候が認められない場合が適応である。
　＊創周囲の健常皮膚に紅斑、小水疱等がみられた場合は、かぶれを疑い、医師・看護師に連絡する。
⑨ 血液、体液が付着したガーゼやドレッシング材は、新聞紙等に包み、プラスチックの袋に入れて在宅医療廃棄物（一般ゴミ）として排出する。訪問看護師等が使用した手袋・プラスチックエプロンも同様にする。
　＊一連の作業が終了したら、液体石けんと流水で手を洗い、洗った手を完全に乾燥させる。

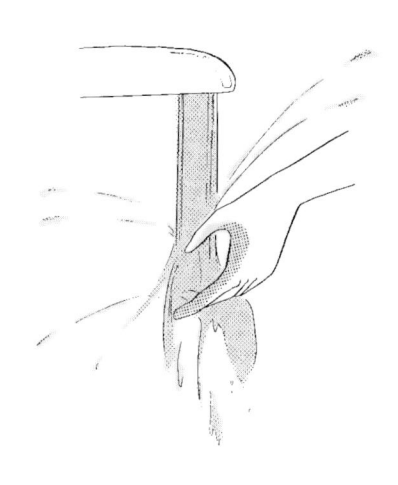

> **Memo　褥瘡と入浴**
>
> 　入浴は創部の血行を増加させ、褥瘡の治癒促進効果が期待できる。入浴が認められ、局所に感染徴候がない場合は、全身を洗い終わった後で、ドレッシング材を剥がしシャワーで創面を十分洗浄してから、褥瘡の処置を行う。

> **Memo　在宅医療廃棄物の具体的処理**
>
> 　褥瘡ケア時に生じる血液、体液が付着した綿球やドレッシング類は、新聞紙等に包み、漏れないようにプラスチックの袋に入れて、可燃ゴミとして処理する。市町村ごとに収集・運搬・処分の方法が定められているので、患者のプライバシーを保護した上で適切な処理が求められる。

【参考文献】

1）厚生省老人保健福祉局老人保健課　褥瘡の予防・治療ガイドライン　照林社　1998
2）穴沢貞夫、大村裕子　エキスパートナース　よくわかるスキンケア・マニュアル　皮膚に関する基礎知識とスキンケアの実際　照林社　1998
3）真田弘美、美濃良夫、大串小夜子　エキスパートナース1996・11月 臨時増刊号　保存版ナース必携　褥瘡ケア用品ガイド　照林社
4）徳永恵子　ナース専科98・11月 臨時増刊号　症例から学ぶスキンケアの基礎知識　文化放送ブレーン
5）真田弘美　褥瘡発生のリスクアセスメント　日総研　1995
6）インフェクションコントロール98　Vol.7 No.12　P38〜43　メディカ出版

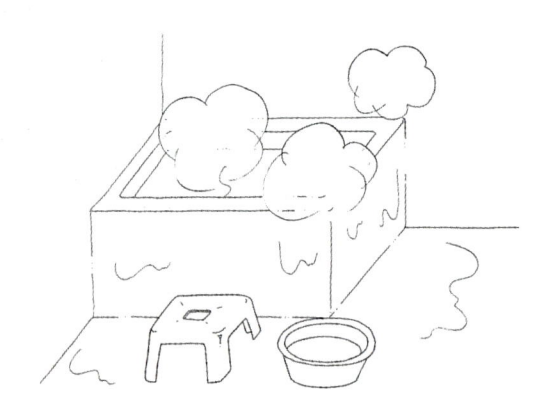

2　在宅尿道留置カテーテル施行患者のケア

❶ 尿道留置カテーテルとは

　寝たきり、排尿困難、尿閉等の理由で、尿を体外へ誘導する目的で、尿道にカテーテルを留置することである。ここでは、尿道留置カテーテルと導尿ケアについて述べる。

❷ 尿道留置カテーテル患者の感染リスクと感染予防対策

　尿道留置カテーテルは、閉鎖式導尿回路を用いても、2週間以降にほぼ50％以上に尿路感染が生じるといわれている。また、尿道を刺激することで尿道炎や瘻孔を生じることもある。したがって、安易な留置を避け、間歇的あるいは自己導尿での管理を検討したり、カテーテル留置が必要な場合でも、できるだけ短期間にする努力が必要である。また、尿路感染の徴候がみられたら、速やかに医師、看護師に連絡する。
　感染予防対策としては、日常のカテーテル管理の励行、カテーテルケア時の手洗い（液体石けんと流水で手を洗い、洗った手を完全に乾燥させる）、尿等による周囲や衣服の汚染を防止する対策が必要である。

> **Memo　尿路感染症とは**
>
> ① 尿の通り道（尿路）から菌が入り、尿道炎や膀胱炎を起こし、さらに尿管を通って上部に進み、腎盂腎炎をおこす。他の合併症として菌血症や敗血症がある。
> 　　膀胱炎症状：尿混濁、頻尿、排尿痛、尿意切迫、残尿感等
> 　　腎盂腎炎症状：発熱、腰痛や背部痛等（背中から叩くと痛みを訴える）、
> 　　　　　　　　　膀胱炎症状、血尿等
>
> ② 通常、尿路感染症の起炎菌は、大腸菌（グラム陰性桿菌）であることが多いが、尿道留置カテーテル例では、緑膿菌（グラム陰性桿菌）、セラチア（グラム陰性桿菌）、黄色ブドウ球菌（グラム陽性球菌）等が起炎菌となることがある。
>
> ③ 感染経路のほとんどは尿路からの侵入である。尿道カテーテル留置時の細菌侵入経路について図7に示す。

図7 尿道留置カテーテルの細菌侵入部位

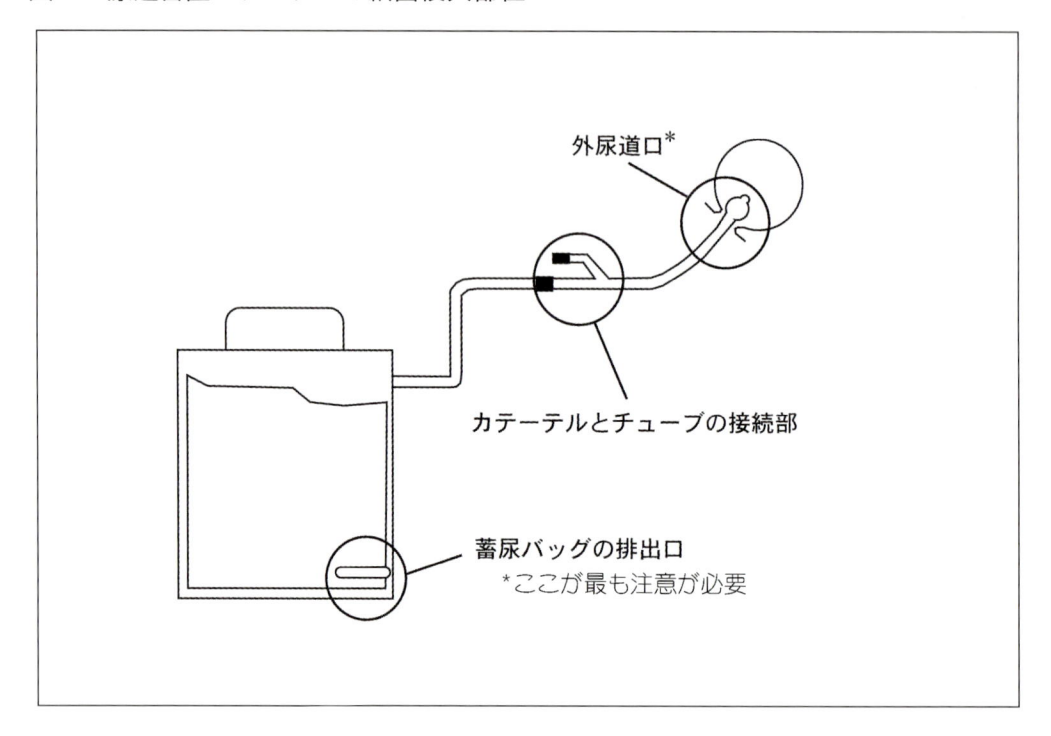

外尿道口*
カテーテルとチューブの接続部
蓄尿バッグの排出口
*ここが最も注意が必要

＊外尿道口はカテーテル留置後は、尿道口に炎症がないかぎり常在細菌叢が定着するので細菌類の侵入はほとんどない。しかし、尿道口に炎症があったり、常在細菌叢が変動している場合は、ポビドンヨード液で1日2回程度消毒しても良い。
通常の場合は微温湯と液体石けんによる洗浄と清潔さを保てばよい。

尿道留置カテーテル感染予防対策のポイント

① 挿入時は無菌操作を行う。
② 尿を逆流させない。
③ カテーテルと蓄尿バッグは一体型のものを使用する。（交換は同時に行う）
④ 排出口の汚染には特に注意する。操作時は1回ごとに新しい手袋を使用する。

❸ 尿道留置カテーテル患者のケアの留意点

1　導尿回路・カテーテルについて

① 導尿回路

　カテーテル・導尿チューブ・蓄尿バックは閉鎖式導尿回路の使用が望まれる。図7（カテーテルと導尿チューブが別々の包装品の場合は、それぞれの滅菌済包装を開封後、直ちに回路を接続してから、カテーテルを挿入する。）

② カテーテル

　塩類付着の少ないオール・シリコン性を原則的に選択する。サイズは14～16Fr.で大きすぎないものとする。

③ 蓄尿バックの位置は、尿が膀胱に逆流しないように膀胱より上にあげない。

④ カテーテルは引っ張られないように、男性は下腹部に、女性は大腿にゆとりをもって固定する。

⑤ 採尿バックへの導尿管は屈曲しないように注意する。又、必ず段差をつけ、尿が逆流しないよう注意する。チューブが太く、屈曲しにくいタイプのものがよい。

⑥ カテーテル交換の目安は原則として4週間に1回とするが、抜去したカテーテルの外観が汚く、内腔が閉塞気味の場合や感染症が明らかな場合は交換時期を短くする。（内腔が閉塞気味であれば早めに、閉塞傾向がなければ交換時期を延長してもよい）。

　尿道口周辺及び会陰部は、毎日、微温湯と石けんで洗浄し清潔に保つ。このとき、発赤、腫脹、発熱、疼痛等感染徴候の有無に注意する（感染徴候がある場合、医師、看護師に連絡して指示を得る）。

2 手洗いと処置

留意点	🚗	🏠
手洗い	各種処置前後に液体石けんと流水で手を洗う。 尿を取り扱う場合、患者と密接に接触する場合、訪問看護師等は未滅菌手袋・プラスチックエプロンを使用し、終了後、手袋・エプロンを廃棄して液体石けんで手を洗う。手指等が過度の汚染を受けた場合は、消毒剤を用いて手を洗ってもよい。 尿の検体は採尿ポートから採集する。	処置前後に液体石けんと流水で手を洗う。
採尿バッグ	• 蓄尿バックの排尿口から尿を流した後は排尿口を消毒用エタノール綿で拭く。 • 尿はトイレに廃棄する。	

> なぜ手洗いが重要なのでしょうか…。
> 交差感染のほとんどは
> 私たち医療従事者の手指を介して
> 起こっているからです。

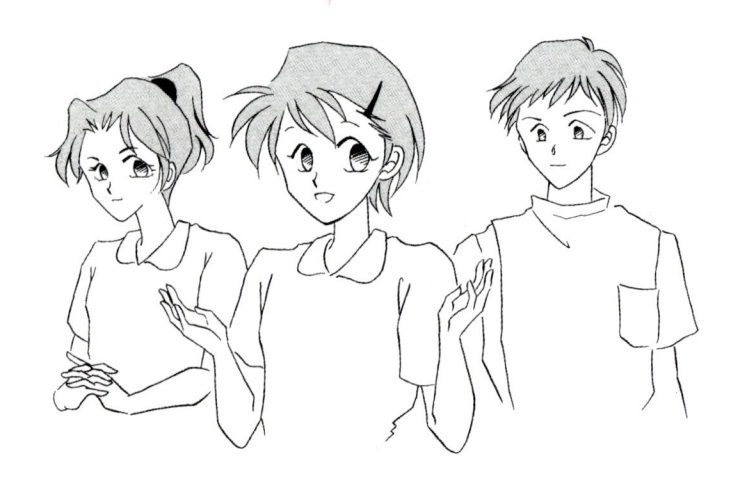

3 その他

① 可能な限り尿道留置カテーテル法は避ける。自己導尿が可能な場合や家族の協力が得られる場合は間歇的導尿が望ましい。必要な時のみカテーテルを留置し、できるだけ早く抜去する。又、尿道を刺激するようなカテーテル操作をしない。

② 尿量(尿量の目安は1,500mL/日)を確保して、カテーテルの閉塞を避けることが重要である。

③ 膀胱洗浄

　逆行性感染のリスクが高いので、原則膀胱洗浄は行わない。尿量を確保してもカテーテル内腔が短期間で閉塞傾向のある場合は、膀胱洗浄を行う。尿量を増加することで対応する。

　やむをえず膀胱洗浄するときは、無菌操作であるので、生理食塩液を用い、滅菌済みの器具を使用する。

　膀胱洗浄の際の技術的注意としては、あまり圧をかけない(一度に多量の生食を送りこまない)ことが重要である。

　尿道留置カテーテルを1カ月以上留置し、既に尿路感染症が成立してしまっている場合は、膀胱洗浄が感染症を誘発することは余りない。尿量を増やしても閉塞するような場合は、定期的に膀胱洗浄をしたほうが良い場合もある。

　カテーテルの閉塞を数時間以上見逃すと、かなりの確立で発熱(腎盂腎炎)する。

④ 便失禁後は微温湯又は液体石けんと微温湯でカテーテルケアを行い、会陰部を清潔に保つ。

⑤ 残尿(死腔)は細菌増殖の温床となるため、体位変換や体を動かし尿の停滞を防ぐ。

参考：カテーテルを留置する際の手順

> **Memo　カテーテル挿入における操作手順（通常は医療機関で無菌操作で行う）**
>
> **女性患者の場合**
>
> 　仰臥位にして膝を屈曲させ、腰の下に防水マットを敷く。
>
> 　患者の尿道口がよく見えるように両足を開いた姿勢（両足を開くことができない場合はシムスの体位）をとる。
>
> 　滅菌鑷子を使い、ポビドンヨード液（イソジン®液）を浸した滅菌綿球又は滅菌綿棒で、尿道口とその周囲を中央、両側、再び中央の順に上から下へと、1回ごとに綿球をかえて消毒する。この時尿道口を確認しておく。
>
> 　カテーテルをセッシで持ち、先端から潤滑剤を十分つける。
>
> 　尿道口を見やすくするために、陰唇を押さえている指を上に引き上げるようにしてカテーテルを挿入する。挿入を容易にするため、患者に深くゆっくり呼吸してもらう。
>
> **男性患者の場合**
>
> 　両足を伸ばして仰臥位にする。
>
> 　利き手でない方の手でペニスを把持し、利き手を使ってポビドンヨード液を浸した綿球で尿道口から外側に亀頭部を確実に消毒する。尿道をまっすぐにするためにペニスを身体に対して垂直に保ち、包茎の場合は亀頭を露出する。
>
> 　カテーテルを鑷子で持ち、先端から潤滑剤を十分つけてから挿入する。尿道が長く湾曲しているので、傷つけないように注意深く挿入する。

❹ 導尿を必要とする患者のケアの留意点

1 手洗いと処置

留意点	🚗	🏠
手洗い	①処置前後に液体石けんと流水で手を洗う。 ②手洗い実施後、未滅菌手袋・プラスチックエプロンを着用する。 ③無菌操作に準じた方法で導尿する。 ④終了後は手袋・エプロンを廃棄して液体石けんと流水で手を洗う。	①処置前後に液体石けんと流水で手を洗う。 ☆患者自身が自己導尿できる場合も同様に、処置前後に液体石けんと流水により手を洗う。
採尿バッグ	間歇的導尿を行う場合は膀胱の過伸展を防ぐため、1回の導尿量が400mLを超えないようにする	

2 自己導尿カテーテルの管理

① 自己導尿カテーテルは導尿終了後、流水でよく洗ってから、消毒剤等が満たされた専用容器に入れる。
　（カテーテル内腔まで消毒剤を満たす）
② 消毒剤は、10％ポビドンヨード液（イソジン®液等）を滅菌済グリセリンで10倍に希釈したもの（または、塩化ベンザルコニウム液10％を滅菌済みグリセリンで200倍に希釈したもの）を用い、消毒剤は1週間に1回交換する。消毒剤が汚れたり、ポビドンヨード液の色が消えた場合は効果がなくなっているため、直ちに交換する。

【参考文献】
1) 公文裕巳 INFECTION CONTROL 7（12）：1543-1545, 1998
2) 岩坪 暎二 臨床泌尿器科 41（11）：961-964, 1987
3) 渡辺千登世 INFECTION CONTROL 2（4）：406-410, 1993
4) 松本哲郎 臨牀と研究 75(10): 2122, 1998

3 在宅中心静脈栄養法（HPN）施行患者のケア

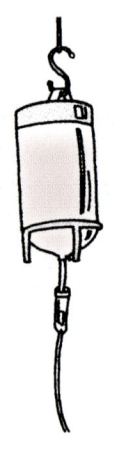

この項は、訪問看護師等及び家族等は感染予防対策上同様のケアが必要である。

1 HPNとは

　在宅中心静脈栄養法HPN（Home Parenteral Nutrition）は、従来病院で行われていた中心静脈栄養法IVH（Intravenous Hyperalimentation）を家庭で行う方法である。具体的には、上大静脈にカテーテルを留置し、水分、電解質、糖質、脂質、アミノ酸、ビタミン等を混入した高張液で、1日に必要な栄養を補給する。

　HPNは、患者の生活の質を向上させるために不可欠であるが、不注意な在宅管理を行うと、敗血症等危険な合併症が発症する可能性があり、対応も遅れがちになるため、条件を満たすことができないケースにおいては強行しない。しかし、必要以上に患者・家族にHPNへの恐怖を与えてはならない。HPN管理の指導は、訪問看護師等が、ゆっくりと恐怖心をおこさせずに、患者・家族等に自信がつくまで繰り返し行うことが大切である。

　起こりうる合併症をよく理解してもらう必要があり、特に敗血症は致命的になる危険が大きいことを認識してもらうことが重要である。ここでは一般的なHPN施行時（ポート式カテーテル施行は除く）の感染予防対策を述べる。

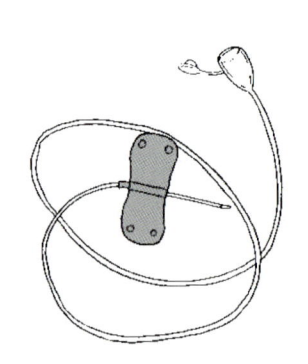

❷ HPN施行患者の感染リスクと感染予防対策

　長期に血管内にカテーテルを留置することになるので、敗血症等の感染症に注意する。すなわち、毎日、体温測定を行い発熱（38℃以上）があるか否か、カテーテル刺入部位の圧痛、発赤、腫脹、痛みがないか確認し、異常があれば、担当医に連絡する。
　感染予防対策としては、HPN液の無菌調製の確保（調製環境の清浄化、調製時の無菌操作）カテーテル操作時の無菌操作の確保を励行することである。

❸ 輸液剤の調製準備

1　調製場所

直接体内に注入する輸液は清潔な環境で調製することが大切である。

⚠ 調製場所の選定と注意

- ほこりや細菌の多い台所や洗面所は避ける。
- 部屋の清掃は、調製の30分以上前に済ませておく（湿式清掃がよい）。
- 調製中は窓を閉め、外部からほこりが入らないようにする。
- ペットの入室は控える。
- エアコン等の送風も停止しておく。
- 調製する台の上をアルコールで拭き、乾燥したら調製を開始する。

2　調製時の服装と手洗い

① 洗濯してあるもので、ほこりの出にくい服装で行う。静電気を帯びる服装は避ける（アクリルやナイロンは避ける）。
② サージカルマスクをする。
　髪が長い時は束ね、作業中には絶対に触れてはならない（首から上は触れない）。
③ 液体石けんと流水で手を洗い、消毒剤と流水又は速乾性すり込み式手指消毒剤で手指消毒を行う。

3　輸液調製法

輸液の供給には、以下の3種類の方法がある。

　A．病院の薬局よりの供給
　B．宅配便を利用する場合
　C．院外処方で調剤薬局から受領する場合

　ここではすでに注入できる状態（ビタミン剤・微量元素等のミキシングを行えば注入できるようになっていること）まで薬液が調製されていることを前提に記述する。基本液・アミノ酸製剤等をミキシングしなければならない場合は、最寄りの医療機関等の指導を守り、正しい手技・手法で調製する。

> ① 消毒用アルコールで輸液のゴム栓部分を消毒する。
> ② 混注するアンプルはカット前に消毒用アルコールで消毒後アンプルカットし、バイアルはゴム栓部分を消毒用アルコールで消毒し、注射器に吸い取る。この時、混注する順番は指示されているとおりに行う。
> ③ 輸液のゴム栓部分に注射器の針を刺し、薬液を注入する。
> ④ 輸液のゴム栓部分をもう一度、消毒用アルコールで消毒する。

　この作業は落ち着いて行うことが大切である。総合ビタミン剤や微量元素を混注することが多いが、トレーニングしてから行えばよい。

●● 感染予防対策上、重要なポイント ●●

> ○ 手洗い又は消毒した手は完全に乾燥させてから作業を行う。
> ○ 輸液バッグのゴム栓部分に絶対に手で触れない。
> ○ 混注する際の注射針にも絶対に手を触れない。
> ○ 注入する最中には、手は何処にも触れない（特に首から上の部分）。

4 調製後の保存法

輸液の安定性を保つため凍結を避け、5℃以下に保存する。この場合、家庭の食品用冷蔵庫に一緒に入れるのではなく、別の専用の冷蔵庫（家庭用で可）が望ましい。また、ビタミン剤を混注した場合は時間が経つと効果が低くなるものがあるので、使用する直前に混注し、分解を防ぐ目的で遮光用カバーで覆うことが必要である。

❹ HPN施行患者のケアの留意点

1 輸液注入法

注入方法としては24時間持続注入と間歇注入とがある。いずれにしてもHPNにおいては注入量が多いため、指導された速度を守り、勝手に変えたりしてはならない。自然落下法と注入ポンプを用いて行う場合がある。

> ○ 自然落下法は一定時間で落下速度をチェックする。
> ○ 注入ポンプを用いる場合は注入ポンプのメンテナンスを怠らない。
> ○ カテーテル、注入ラインセット等の材料は、汚染の機会を少なくするため、クローズドシステムのものを利用する。
> ○ 持続注入では、最低週に2回の注入ラインセット交換が必要である。
> ○ 間歇法では、注入ラインセットは1回限りの使用とし、再使用や再滅菌はしない。
>
> （注　意）
> 　ラインの交換は訪問看護師等が行う。

2 輸液終了時とバッグの交換

　輸液が終わってそのままにしておくとカテーテルの中の血液が逆流して固まり、カテーテルが詰まってしまうので、持続注入の場合は輸液バッグを交換するが、間歇注入の場合は血液の凝固を抑えるヘパリンをカテーテル先端まで満たしておく「ヘパリンロック」を行う。短時間の場合や血液の凝固がない場合は「生食ロック」を行っても良い。

　輸液が冷所保存されている場合は、あらかじめ室温に戻して使用する。

　感染予防対策上重要なことは、輸液調製時と同様に清潔に保つ。

持続注入の場合のバッグ交換

① 部屋の清掃は30分以上前に済ませておく（湿式清掃がよい）。
② 液体石けんと流水で手洗い後、消毒剤と流水又は、速乾性すり込み式手指消毒剤で手指消毒をする。
③ 新たな輸液バッグのゴム栓部分を消毒用アルコールで消毒する。
④ 注入ラインのクレンメを絞める。
⑤ 空になった輸液バッグから注入ラインを抜去する。
⑥ 注入ラインの針を新しいバッグのゴム栓部分（消毒済）に刺入する。
⑦ 注入ラインのクレンメを緩め、滴数を調節する。輸液の開始したことを確認する（輸液ポンプを使用している場合は、その指導に従う）。

間歇注入の場合のヘパリンロック法

① 部屋の清掃は30分以上前に済ませておく（湿式清掃がよい）。
② 液体石けんと流水で手を洗い後消毒剤と流水又は、速乾性すり込み式手指消毒剤で手指消毒をする。
③ 注射器にヘパリン加生食はシリンジタイプのものを使用する。
④ カテーテルと注入ラインの接続をはずす。この時、カテーテルのクランプをし、すぐに注入ラインのクレンメを閉める。
⑤ 消毒用アルコール等でゴム栓部分を消毒する。
⑥ 消毒した部分に針を刺し、ヘパリン加生食を注入する。
⑦ ヘパリン加生食をごく少量残して、注射針を抜く。

3 カテーテル刺入部の消毒

カテーテル刺入部の観察は毎日行う。

刺入部に圧痛があったり、ドレッシング材がゆるんだり汚れたり、はずれたりしたら、カテーテル刺入部を消毒しドレッシング材を交換する。

ドレッシング材の交換およびカテーテル刺入部の消毒の頻度について、特に間隔の定めはないが、ドレッシング材がゆるんだり、汚れたり、はずれたら、直ちに、消毒をして交換する。

---

① 部屋の清掃は30分以上前に済ませておく（湿式清掃がよい）。
② 必要なものを準備する（ドレッシング材・消毒剤等）。
③ 液体石けんと流水で手洗いをし、よく乾燥させる。
④ 速乾性すり込み式手指消毒剤で消毒する。又は消毒剤と流水で手を消毒し乾燥させる。
⑤ プラスチックエプロンと手袋を装着する。
⑥ ドレッシング材を除去する。
⑦ カテーテル刺入部周辺を観察する。
  皮膚が赤くなっていないか、腫れていないか、痛がっていないか、血が出ていないか、カテーテルが固定しているか（長さの確認）、糸が緩んでないかを観察する。
⑧ カテーテル刺入部を消毒する。
  ○ ドレッシング材貼付部の皮膚を消毒用エタノール等を用いて清拭する。
  ○ ポビドンヨード液（イソジン®液）を浸した滅菌綿球又は滅菌綿棒で、カテーテル周囲を中心から外側に向かって同心円状にドレッシング材の大きさより少し大きめに消毒し、乾燥させる。
  ○ カテーテル出口に、死腔が生じるようであれば、ポビドンヨードゲル（イソジン®ゲル）を塗布してもよい。
⑨ ドレッシング材で被覆する。
⑩ カテーテルを固定する。
  ○ カテーテルを引っ張らないように余裕を持たせてテープ等で固定する。
  ○ 重ならないように曲げて固定する。
  ○ テープを貼る位置は毎回変える。

❺ HPN施行時の入浴・シャワー時の注意

　皮下埋め込み式ポートカテーテルの場合は、普通に入浴もシャワーも問題はない。留置用のカテーテルを用いている場合の入浴・シャワー法について以下のとおりである。

> ① ヘパリンロック後、カテーテルを小さくまとめてテープ等で仮止めする。
> ② 留置カテーテル刺入部と輸液ルート部分を防水フィルムドレッシング材で被覆する。
> ③ この状態で入浴・シャワー浴する。この時、防水フィルムドレッシングを貼ったところはこすらないようにする。
> ④ 入浴・シャワー浴後は防水フィルムドレッシングを静かに剥がし、カテーテル刺入部の消毒と同様の手順で消毒を行う。

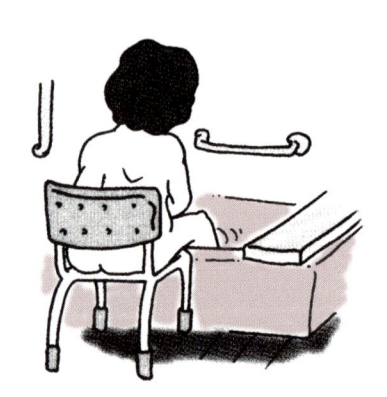

3 在宅中心静脈栄養法（HPN）施行患者のケア

❻ カテーテル感染が起きてしまった時

　カテーテル感染症の主な症状は原因不明の発熱である。その他は、カテーテル刺入部の炎症や滲出液の漏出、カテーテルに沿っての痛み等である。症状の強弱は患者の免疫状態と関係が深い。例えば、免疫状態の極めて悪い患者では、発熱が顕著でない状態（低体温）でも敗血症が進行していることがあるので注意が必要である。HPNを行っている患者の発熱はたとえ高熱でなくてもそれを把握して、注意深く経過を見ていかなければならない。以上のような症状があったら、ただちに医療機関に報告して指示をあおぐ。

⚠ 感染の機会をできるだけ減らすために、以下の注意をする

- クローズドシステムのバッグ入り輸液剤を用いる。
- 混注する薬剤をできるだけ減らす。
- 側管からの注入をなるべく行わない。
- カテーテルを留置する際、皮下トンネルを作るかポート式カテーテルを採用する。

Column　カテーテルとは

　カテーテルとは、体腔内に挿入される管で、滅菌処理が施されている。
　血管に留置する血管留置カテーテルや、尿道に使用される尿道カテーテル等がある。
　留置カテーテルは、易感染状態を作り出す医療行為であるので、必要最小限の使用にとどめ、操作時は、無菌操作で行う。

【参考文献】

1) 厚生省健康政策局・日本医師会 監修 患者・介護者用 在宅中心静脈栄養法マニュアル 東京 文光堂　1995
2) 厚生省健康政策局・日本医師会 監修 医療者用 在宅中心静脈栄養法ガイドライン 東京 文光堂　1995

4　在宅経管栄養施行患者におけるケア

この項は、訪問看護師等及び家族等は感染予防対策上、同様のケアが必要である。

❶ 在宅経管栄養とは

経口摂取が不十分な患者に、在宅で、チューブを用いて消化管内に栄養、水分、薬物等を注入することを経管栄養という。

❷ 在宅経管栄養患者の感染リスクと感染予防対策

経管栄養剤は高濃度で、栄養価に優れているため、細菌の培地になりやすいので安易に管理することは単に細菌性の下痢を生じるのみならず、免疫が低下した場合、まれに消化器からの敗血症を起こす可能性もあるので注意が必要である。具体的には、経管栄養剤の衛生的な調製の確保（調製環境の清浄化、調製時の手洗い）、経管栄養ボトルと注入ラインの衛生的管理が重要である。

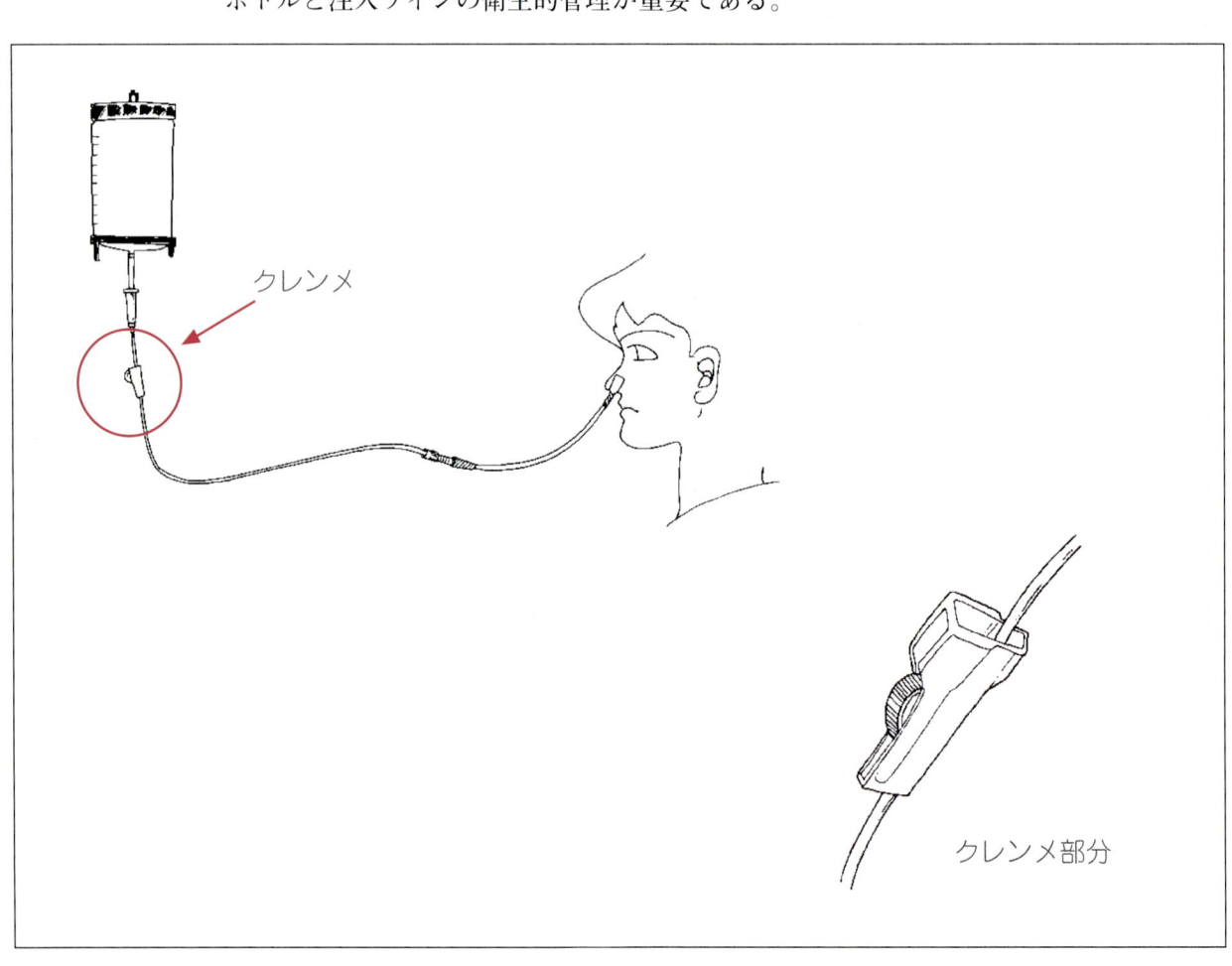

クレンメ

クレンメ部分

❸ 在宅経管栄養患者のケアの留意点

1　経管栄養の処置

　胃チューブがきちんと挿入されていて固定できていることを、注射器（20mL）に空気を吸いチューブより一気に注入し、上腹部に聴診器をあて音を聞くか、注射器で胃液が引けるかで確認する。

> ① 部屋の清掃は調製時の30分以上前に済ませておく（湿式清掃がよい）。
> ② 調製用の水道水を沸騰させておく。
> ③ 液体石けんと流水で手を洗い、洗った手を完全に乾燥させる。
> ④ 経管栄養ボトル・ルート等を準備し、注入できる状態にしておく。
> ⑤ 医師の指示どおりの種類と量を確認する。
> ⑥ 経管栄養ボトルに調製する。このとき、もし水を使用する場合は、予め沸かしておいた湯を使用する。できあがりの温度は体温程度がよい。
> ⑦ ベッドを医師に指示された角度にする（通常30度程度）。
> ⑧ 医師の指示どおりの注入速度により注入が終了したら、必ず沸かしておいた適温の湯で専用ディスポ注射器を用い、フラッシュする（20～30mL）。
> ⑨ 医師の指示により薬剤を注入するときは、専用ディスポ注射器で沸かしておいた適温の湯を用いて注入し、終了したら上記同様、フラッシュする。
> ⑩ できることならば、予製された単回使用のバックを使用する。

> **Memo　予め沸かした湯ざまし**
>
> 　予め沸かしておいた湯ざましは当日作成したものを使用する。
> 　ふだんよく使用している水道水の場合は必ずしも沸かさなくても、さしつかえない。
> 　水道水を使う場合は、10秒間位流した後の水を使用する。

2　注入終了後の洗浄、消毒

　食品は無菌製剤ではないので、通常でもある程度の細菌を含んでいる。また、高カロリーであるため、経管栄養ボトルをどのような方法で洗浄・消毒しても経時的な菌の増殖はあるものと考えられる。また、洗剤で洗浄することは一見、脂質等が落ちてきれいになったように見えるが、ボトル内に付着している細菌を殺すことはできないと考えられる。経鼻カテーテル以外の経管栄養ボトルの洗浄に関しては、洗剤で洗浄後、次亜塩素酸ナトリウム液 0.01%（100ppm）に1時間浸して乾燥させるか、洗剤で洗浄後、熱湯を通し、乾燥させる方法がよい。注入ラインの洗浄・消毒もやはり洗剤を流して洗浄した後、次亜塩素酸ナトリウム液 0.01%（100ppm）で消毒するか洗剤を流して洗浄した後、熱湯を通すのがよい。また、経管栄養ボトルも注入ラインもできることならば、毎回交換する。再使用の場合は、ボトルもルートも短期間で交換することが望まれる。

　原則、容器とラインは毎回交換が望まれるが、再使用する場合は、ボトルの洗浄と乾燥は食器自動洗浄機と食器乾燥機を使用しても良い。
　ラインにつなぐ経鼻カテーテルや胃瘻チューブの交換は、医師の指示に従う。通常の交換時期は、特に問題がない場合は経鼻カテーテルは7日、胃瘻チューブ、ボタンは2～4ヵ月ごとの交換で良い。

3　胃瘻造設部位のケア

　胃瘻造設部位は1日1回、微温湯と液体石けんを用い、綿棒やガーゼ等で清拭を行う。通常はガーゼを当てず、乾燥させておく。入浴は普通に行って差し支えない。造設直後を除けば消毒の必要はないが、膿性の分泌物が認められる場合はポビドンヨード液（イソジン®液）等で消毒する。胃内容が管や管の周辺から漏れてくる場合、局所に圧痛や発赤が認められる場合等は医師に報告する。
　管が抜けてしまった場合、時間の経過とともに瘻孔が狭窄して再挿入が難しくなる。バルンタイプであれば、その場で再挿入する。その際、バルンを膨らませるときに抵抗がないことを確かめ、聴診で管の先端が胃内にあることを確認する。ボタンタイプの挿入は必ずしも容易ではなく、強引に挿入した場合には腹壁と胃壁の癒着が剥がれて腹膜炎を生じることもある。したがって、尿道カテーテルや吸引カテーテル等手近にあるものをとりあえず挿入して瘻孔を確保しておき、挿入を医師に依頼する。

4 在宅経管栄養施行患者におけるケア

> **Column 経皮内視鏡的胃瘻造設術**
> **(Percutaneus Endoscopic Gastrostomy, PEG)**
>
> 　腸管が利用できる場合、経口摂取できない患者の栄養管理には経鼻的にカテーテルを胃内に挿入しての経腸栄養法（EN：enteral nutrition）が繁用されてきた。経腸栄養法は消化管を介して栄養を摂取するという点で生理的で、高カロリー輸液にくらべると重篤な合併症も少なく、管理も比較的容易である。しかし、経鼻カテーテルは1週間から2週間毎の入れ替えが必要で、その度に患者に苦痛を与えてしまうこと、経鼻カテーテルの存在は鼻や喉に不快感を生じさせること、外見を損なうこと、呼吸器感染症や逆流性食道炎の誘因になること、留置が長期に及ぶと食道の瘢痕性収縮のためにカテーテルの挿入が困難になること等、経鼻カテーテル法には欠点も多い。
>
> 　胃瘻を用いた経腸栄養法は従来から欧米を中心に行われてきたが、開腹手術を必要とするという欠点があった。しかし、1981年に内視鏡を用いた胃瘻造設術、すなわち経皮内視鏡的胃瘻造設術（PEG）が発表された。PEGには局所麻酔で施行可能で、手技的にも容易で侵襲が少なく、安全性に優れるという大きな利点がある。
>
> 　胃瘻を利用した経腸栄養法は、従来の経鼻カテーテル法にくらべ痛みや違和感が少なく、管理も簡単で、呼吸器感染症等の合併症も少ない。今後、経口摂取不能患者の栄養法として、わが国でもPEGがさらに普及していくものと考えられる。

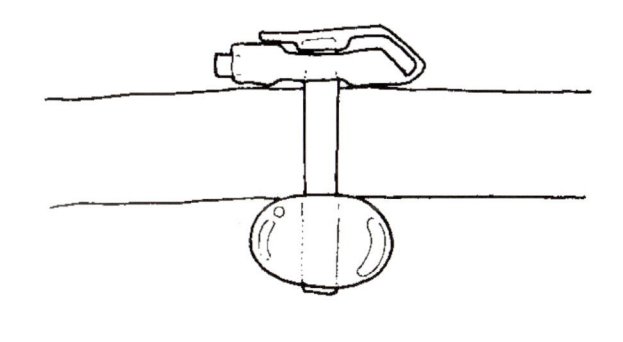

胃瘻チューブ（バルンタイプ）

5　在宅自己腹膜灌流法(CAPD)施行患者のケア

❶ CAPDとは

　CAPDとは、Continuous Ambulatory Peritoneal Dialysis（連続的に・携行可能な・腹膜・透析）の略で、腎臓と同じように24時間休みなく連続的に、自分自身の腹膜を利用して行う透析で、日常生活に合わせて透析できる在宅治療を可能にした療法である。1日3～5（通常4回）回の透析液の交換以外は通常腹腔内に4～5時間滞液し、その間は自由に行動できる。CAPDを長期にわたって継続していくためには、腹膜炎やカテーテルに関連した合併症を予防することが大切である。

❷ 感染リスクと感染予防

　CAPD施行患者は腹膜炎やカテーテルに関連した合併症を起こしやすいので、感染予防対策が必要である。バッグ交換時、カテーテルケア時の無菌操作が必要で、具体的には、作業環境の清浄化、ケア時に液体石けんと流水で手洗い後、消毒剤による手洗い、接続チューブの操作、及び正しい手順による無菌操作の励行が必要である。

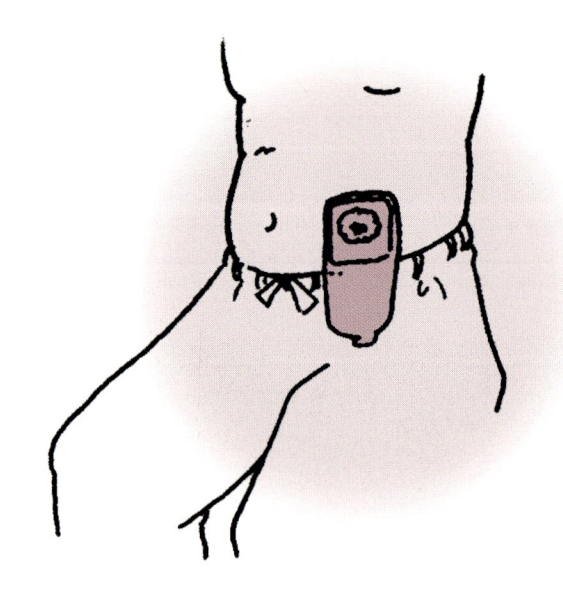

> **Column 腹膜炎とは**
>
> 　腹膜に細菌が侵入して感染症を起こした状態。腹膜炎になると、排液が白く濁ったり、腹痛や腹部の圧通があり、発熱することもある。腹膜炎は出口部、皮下トンネルから感染するため、カテーテルケアは重要である。
>
> 観察ポイント：
> ① 出口部やその周囲が赤くないか
> ② 圧痛はないか
> ③ 出口部から浸出液が出てないか
> ④ カテーテルに亀裂がないか
> ※ 入浴については、担当医や看護師の指示に従う。

1 バッグ交換（透析液交換）について

　透析液を腹部に出し入れすることをバッグ交換といい、通常、1日4回位のバッグ交換をする。透析液は体温程度に温めたものを使う（専用の加温器を使用する）。

　バッグ交換は、腹膜炎を防ぐため無菌操作で行う（P.18のコラム「医療行為における無菌操作」を参照）。

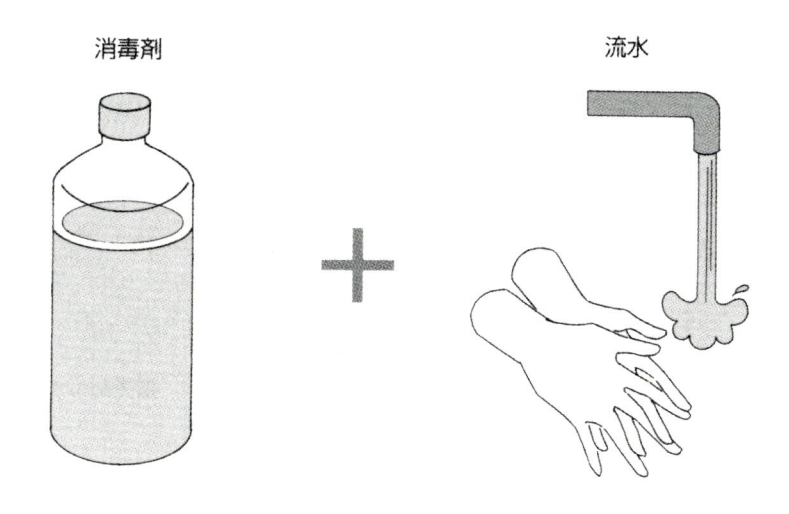

消毒剤　＋　流水

❸ CAPD施行患者のケアの実際と留意点

1 清潔な環境を整える

① 部屋の清掃は30分以上前に済ませておく。
② ペットや子供がいない場所
③ 明るい部屋
④ 窓は閉め、冷暖房器具は止める（ほこりの少ない環境を作る）。
⑤ 自宅以外のバッグ交換は、自宅と同様、清潔な場所を確保する。

2 物品を準備する

① 新しいバッグを加温器で暖めておく。
② ストッパー、バッグ交換キット等を用意する。
③ 新しいバッグが不良でないか、圧力をかけ、ピンホールの有無、薬剤の濃度と量、使用期限を確認する。

3 カテーテルケア

　カテーテルケアとは、カテーテル、カテーテル出口部やその周囲、皮下トンネル部を観察し感染予防のため、カテーテル出口部周囲を洗浄、消毒することである。
　バッグ交換時は接続部位を汚染しないように無菌操作で実施する。

●● カテーテルケアの手順 ●●

① 液体石けんと流水で手洗い後、速乾性すり込み式手指消毒剤又は、消毒剤と流水で手洗いを行い乾燥させる。
② 訪問看護師等は手袋とプラスチックエプロンを着用する。
③ 液体石けんとタオル又はガーゼでカテーテルのまわりの皮膚を入念に洗い、前回の消毒剤もきれいに落とす。その後、完全に皮膚や出口部の石けん分を洗い流す。
④ 乾いたタオルで水分をよく拭き取る。
⑤ ポビドンヨード液（イソジン®液等）をたっぷり含ませた滅菌の綿棒で、カテーテル出口部から外側周辺に向けて皮膚を消毒し、乾燥させる。消毒はカテーテル出口部を中心に外に向かって消毒する。
⑥ カテーテルを固定し、出口部をドレッシング材で覆う。

❹ CAPDバッグの処理方法

バッグ交換後のCAPDバッグは適正に処理する。家の中の衛生環境を保つためにも必要であり、近所や、収集する担当者等に誤解を与えないためにも、重要なことである。

処理方法を以下に示す。

●● CAPDバッグの処理方法 ●●

① 排液が濁っていないか確認（万が一、排液が濁っていたら、排液は捨てずに保管し、医療機関へ連絡する）。
② バッグをハサミで切り、排液をトイレに捨てる。
③ バッグを小さくたたみ、プラスチック袋や新聞紙に包む。
④ 中身が外に出ないように、テープや紐でしっかり封をする。
⑤ 各市町村の分別方法に合わせてゴミ集積所に捨てる（CAPD器材の塩化ビニールは、地域によって不燃物/可燃物の分別が異なる）。P.64「3.在宅医療廃棄物の具体的な処理」参照。

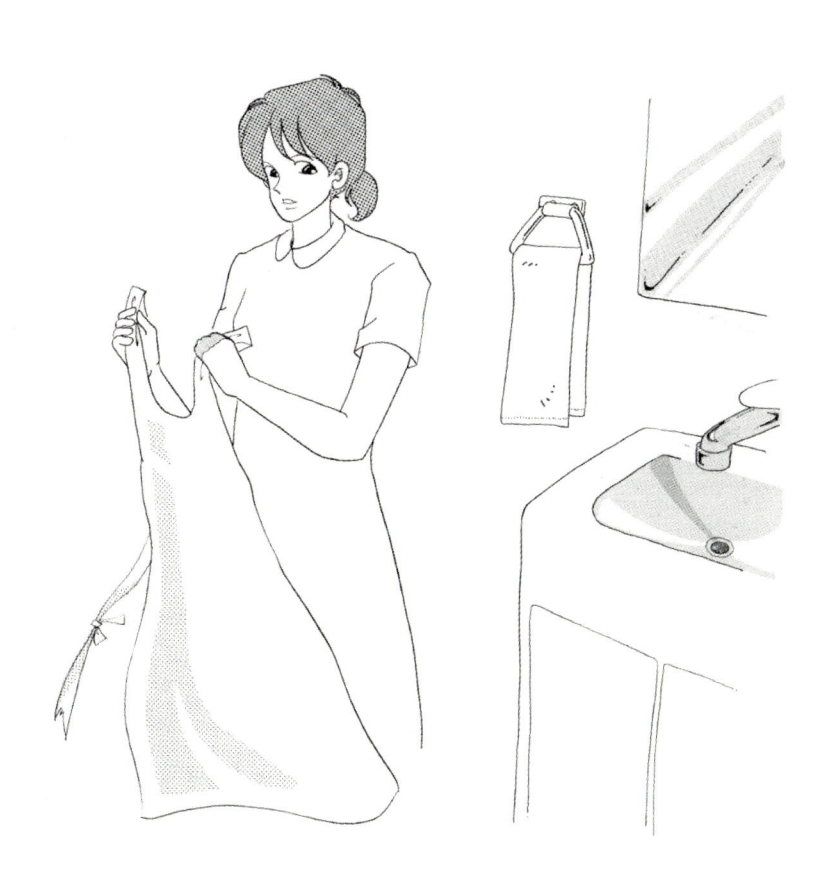

6　人工肛門造設・人工膀胱造設患者のケア

❶ 人工肛門造設患者のケアの実際

　　人工肛門、人工膀胱とは、手術によって作られた新しい排泄口のことで「ストーマ」と言われる。ストーマを持つ患者は、種々の装具をつけ、尿や便を受け処理しており、多くは自己管理している。

❷ 感染リスクと感染予防対策

　　ストーマ周囲の皮膚は便尿で汚れやすく、細菌感染がおこりやすい。以下の点に注意を払うことが重要である。

○ ストーマに応じた適切な装具を選択する。
　必要な場合、適切な皮膚保護材を使用する。
○ ストーマと装具、皮膚保護材等が適度に密着して、排泄物がもれない。
○ ストーマ周囲の皮膚障害に注意する（原因：排泄物の接触、皮膚保護材等によるかぶれ、装具の頻繁な交換等）
＊ 装具・皮膚保護材の適切な選択、皮膚障害・感染徴候（色調変化、発赤、腫脹、びらん、潰瘍、出血等）の判断は、医師又は専門の看護師が行う。

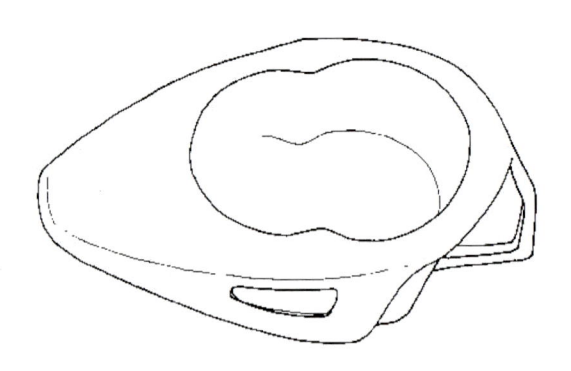

---

❸ 人工肛門造設患者のケアの実際

▌1 ストーマ袋内の排泄物を処理する場合

留意点	🚗	🏠
手洗い	液体石けんと流水の手洗い後、未滅菌の手袋を着用する。排泄物が飛び散りそうな場合は、予めプラスチックエプロンを着用する。	液体石けんと流水で手をよく洗う。
ストーマ袋	・ストーマ袋の口を開け、中にたまった排泄物をトイレに流す。トイレに行けない場合は、紙コップ等に入れ、排泄物を捨てる。 ・ストーマ袋の種類によっては、排泄口をよく拭き、装着する。 ・手袋・プラスチックエプロンを廃棄する。	

※一連の作業後は、液体石けんと流水で手を洗い、洗った手を完全に乾燥させる。

▌2 装具を交換する場合

留意点	🚗	🏠
手洗い	液体石けんと流水の手洗い後、未滅菌の手袋を着用する。排泄物が飛び散りそうな場合は、予めプラスチックエプロンを着用する。	液体石けんと流水で手をよく洗う。
装具周辺	・装着部（フランジ）を辺縁から中央に向かって皮膚を傷つけないように、やさしくゆっくりはがす。 ・ストーマ周囲の皮膚を石けんと微温湯でこすり過ぎないように洗う。汚れ・皮膚保護剤・石けん分はよく洗い流す。 ・ストーマ周囲の皮膚をよく乾燥させる。 ・新しい装具をストーマサイズに合わせ装着する。消毒の必要はない。 ・排泄物はトイレに流す。 ・使用済みの装具や手袋などは、新聞紙等に包み、プラスチックの袋に密閉して廃棄する。	

※一連の作業後は、液体石けんと流水で手を洗い、洗った手を完全に乾燥させる。

❹ 廃棄物の処理について

　ストーマ袋内の排泄物を処理した後、ストーマ袋や皮膚保護剤は新聞紙等に包み、漏れないようにプラスチックの袋に入れて、可燃ゴミとして処理する。市町村ごとに収集・運搬・処分の方法が定められているので、患者のプライバシーを保護した上で、適切な処理が求められる。

❺ 日常生活について

> ○ できる範囲で入浴（シャワーを含む）する。入浴はストーマ周囲の皮膚の清潔を保ち、血行や新陳代謝を促す。
> ○ 規則的な生活と食生活に留意し、ストーマ周囲の炎症の原因となる下痢等の予防を心掛ける。
> ○ 装具交換時は周囲の皮膚を清潔にする。
> ○ 適切な間隔で装具の交換をする。

●● ポイント：皮膚感染に注意 ●●

　ストーマケアのポイントは、ストーマ周囲の皮膚を清潔に保ち、皮膚を健やかな状態にして、皮膚感染を予防することである。便や尿が皮膚と接する時間が長いと皮膚は障害され、感染の原因となりやすい。洗浄と乾燥が大切である。

6 人工膀胱等の造設患者のケアの留意点

　人工膀胱等は、造設術式によって、いくつかの種類（人工膀胱、腎瘻、膀胱瘻、尿管皮膚瘻等）がある。

　特に腎瘻、膀胱瘻や、尿管が直接腹部に表出している尿管皮膚瘻は感染リスクが高いので、無菌操作に準じた方法が必要である。

1　人工膀胱の場合

留意点	🚗	🏠
手洗い	液体石けんと流水よる手洗い後、未滅菌手袋を着用する。尿で衣服を汚染する可能性がある場合は、プラスチックエプロンを着用する。	液体石けんと流水による手洗いを実施する。
採尿バッグ	取扱いは自己導尿に準じる（P.137参照）。	

※一連の作業後は、液体石けんと流水で手を洗い、洗った手を完全に乾燥させる。

2　腎瘻、膀胱瘻の場合

　腎瘻、膀胱瘻はカテーテルを留置し、その先に受尿器（レッグバッグ等）が装着され、尿道は常に開放状態である。腎、膀胱内にカテーテルが留置されているため、カテーテル部位からの上行感染に注意する。

留意点	🚗	🏠
手洗い	液体石けんと流水による手洗い後、滅菌済手袋を着用する。ただし、🏠 で滅菌済手袋が入手困難な場合は、未滅菌手袋を箱から取り出して直ちに使用する。この場合はなるべくノータッチテクニックで操作する。	
採尿バッグ	尿で衣服を汚染する可能性がある場合は、プラスチックエプロンを着用する。	特別な対策は不要。
	・尿が袋にたまったら、定期的に廃棄する。 ・廃棄後、排出口を消毒用エタノール又はポビドンヨード液等で消毒しキャップをする。 ・袋は定期的に交換する。	

※カテーテルが抜けた場合は、早急に再挿入する必要があるので、直ちに医療機関を受診する。
※一連の作業後は、液体石けんと流水で手を洗い、洗った手を完全に乾燥させる。

3　尿管皮膚瘻の場合

留意点	🚗	🏠
手洗い	液体石けんと流水による手洗い後、滅菌済手袋を着用する。 ただし、🏠で滅菌済手袋が入手困難な場合は、未滅菌手袋を箱から取り出して直ちに使用する。この場合はなるべくノータッチテクニックで操作する。	
	尿で衣服を汚染する可能性がある場合は、プラスチックエプロンを着用する。	特別な対策は不要。
採尿バッグ	・尿が袋にたまったら、定期的に廃棄する。 ・廃棄後、排出口を消毒用エタノール又はポビドンヨード液等で消毒し、キャップをする。 ・袋は定期的に交換する。 ・尿をためすぎないようにする。 ・トイレに行けない場合は、尿を紙コップ等に入れ、廃棄する。	

※一連の作業後は、液体石けんと流水で手を洗い、洗った手を完全に乾燥させる。

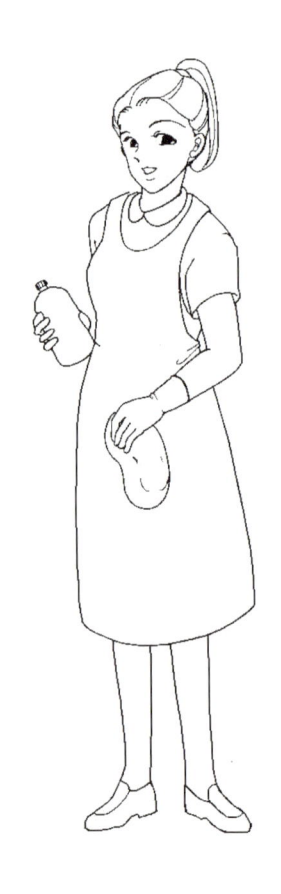

4 装具を交換する場合

交換時間は、尿の排出の一番少ない早朝が適している。

留意点	🚗 ： 🏠
手洗い	液体石けんと流水による手洗い後、消毒剤と流水で手を洗い、滅菌済手袋を着用する。又は、速乾性すり込み式手指消毒剤を使用する。
	尿に汚染される可能性がある時はプラスチックエプロンをする。
採尿バッグ	・尿は持続して流れている状態なので、患者の身体の下に紙オムツ等を敷く。 ・面板を辺縁から中央に向かってゆっくりはがす。 ・ストーマの周囲を石けんと微温湯でこすりすぎないように洗う。 ・コットン等を利用し、尿管から出てくる尿を吸収させながら周囲の皮膚の乾燥をよくさせる。 ・排出口を清潔にしてから、ストーマサイズに合った新しい装具を装着する。 ・使用済の装具や手袋等は新聞紙に包み、プラスチック袋に密閉し廃棄する。

※一連の作業後は、液体石けんと流水で手を洗い、洗った手を完全に乾燥させる。

【参考文献】

1) 穴沢貞夫、大村裕子　エキスパートナース　よく分かるスキンケア・マニュアル　皮膚に関する基礎知識とスキンケアの実際　照林社　1998
2) 徳永恵子　ナース専科1998　11月臨時増刊号　症例から学ぶスキンケアの基礎知識　文化放送ブレーン
3) 青木和恵、坂元敦子、世良俊子　やさしいストーマケア　桐書房　1998
4) 高屋道子、高橋のり子　人工肛門・人工膀胱の知識　第2版　1998　学習研究社

7　在宅呼吸管理患者のケア

❶ 在宅呼吸管理とは

　病院を退院する時、気管内分泌物を容易に喀出できるよう、エアゾル吸入療法（ネブライザー）が必要であったり、気管切開が施行され、気管カニューレを挿入し、在宅酸素療法をする場合に、在宅にて各種の呼吸管理を実施する。

> **Memo　呼吸管理と器材等**
>
> ○ エアゾル吸入療法－ネブライザー
> ○ 気管切開施行患者－気管カニューレ、吸引チューブ
> ○ 在宅酸素療法－酸素マスク、経鼻チューブ
> 　　　　　　　　－人工呼吸器回路（蛇管、Y字コネクター）

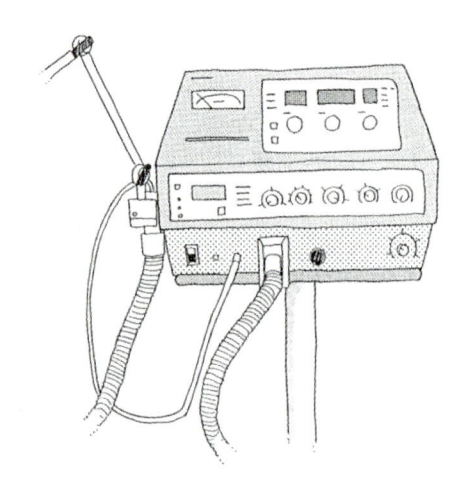

❷ 在宅呼吸管理患者の感染リスクと感染予防対策

　　在宅呼吸管理患者は慢性閉塞性肺疾患や肺繊維症等の基礎疾患を有するため、呼吸器感染症を発症しやすく、十分な感染予防が必要である。
　　特に、「風邪」のあとに続発する呼吸器感染症や、痰、唾液、食物を誤って気管の方に飲み込み、炎症を起こす誤嚥性肺炎には注意する。呼吸器感染症を発症すると、ガス交換が十分にできなくなり、酸素不足になりがちになり呼吸数が増えるので、日頃から観察を怠らないようにする。

1　呼吸器合併症の予防対策

○ 身体の清潔
○ 室内の温度、湿度の調整（寒い、乾燥した部屋はよくない）
○ 環境の整備（ほこりの除去等、P.75「2.清掃」参照）
○ 免疫低下の患者には、風邪をひいた人を近づけない。
○ インフルエンザの予防接種を行う。

基本的なうがい、手洗いの励行にも留意する。

2　呼吸器合併症の予防の実際

○ 臥床時間の長い人の場合は、定期的な体位変換を行う。
（2時間おき位が適当であるが、在宅では介護者ができる範囲の時間設定にする）。
○ 痰の喀出、吸引を心がける。
○ 食事摂取時は飲み込みやすい体位（ファーラー、セミファーラーで頭部は前屈させる）や食事の工夫（飲み込みやすい調理にする、例えばゼリー状、半固形状等）をする。
○ 麻痺等があれば、誤嚥しない体位（健側を下側にして）をとる。
○ 誤嚥したら直ちに吸引又は背部を叩いて吐き出させる。
○ 流涎（よだれ）は必ず拭きとる。

❸ 在宅呼吸管理患者のケアの留意点

▌1　エアゾル吸入療法（ネブライザー）患者のケア

　慢性閉塞性肺疾患患者は痰を喀出しやすくするために、1日2～3回、エアゾル吸入療法（ネブライザー）を行うことが多い。ただし、ネブライザーはエアゾルを直接吸入するために、管理が不十分であると、感染源に変わるため注意する。

●● ネブライザーの管理 ●●

- ○ 薬液カップ： ていねいに洗浄して乾燥させておく。
- ○ ホース・蛇腹： 洗浄後、乾燥する。週に1回、温湯・熱湯消毒する。
- ○ 本体、水槽： 本体は清拭。水槽は洗浄後、乾燥。
- ○ 使用しない時は乾燥させておく。

▌2　気管切開患者の吸引操作

　気管切開が施行され、気管カニューレを挿入している患者では、吸引器に吸引チューブを装着して、気道内分泌物の吸引操作をする必要がある。

吸引操作をする場合の手順

留意点	🚗	🏠
手洗い	液体石けんと流水による手洗い後、未滅菌の手袋をする。	液体石けんと流水による手洗い後、滅菌済あるいは消毒用エタノール綿で消毒した鑷子で操作してもよい。
吸引チューブ	吸引チューブは周囲に触れないよう、気管内に挿入される部位は素手で触れないようにする。	

※一連の作業後は、液体石けんと流水で手を洗い、洗った手を完全に乾燥させる。

> **注意点**
> ○ 吸引チューブは原則として単回使用とする。ただし、煮沸消毒や次亜塩素酸ナトリウム液0.01%（100ppm）に浸漬消毒で対応できる場合は、再利用しても良い。
> ○ チューブを入れておく空き瓶は1日1回洗浄乾燥するか、次亜塩素酸ナトリウム液0.01%（100ppm）で消毒する。

気管切開部位のガーゼ交換

留意点	🚗	🏠
手洗い	液体石けんと流水による手洗い後、消毒剤と流水、又は速乾性すり込み式手指消毒剤を使用し手指消毒後、未滅菌手袋を着用して実施する。又は、消毒済セッシを使用する。	液体石けんと流水による手洗い後、実施する。

※一連の作業後は、液体石けんと流水で手を洗い、洗った手を完全に乾燥させる。

3 その他

　在宅酸素療法とは呼吸器等の疾患が原因で、酸素をうまく取り入れられない患者のために、酸素不足からくる障害を治療することを目的としている。感染に対する注意としては、上記感染予防対策以外に、加湿をする場合の注意が必要である。

●● 加湿をする場合の注意 ●●

> ○ 加湿器の水は水道水でも良いが、加湿容器は毎日1回は洗浄する。
> ○ 経鼻カニューレは1週間に1回以上、洗浄・乾燥する。
> ○ 延長チューブは月に1回程度で交換する。

【参考文献】
蝶名林直彦ほか 呼吸器疾患をもつ患者の退院指導：INFECTION CONTROL 17（12）：1525-1529，1998

8　死亡時の感染予防対策

英国等の諸外国では死後の処置を感染予防の目的でマニュアル化している。わが国では慣習的な方法で生前の患者や家族の希望・宗教等を考慮し、死後の処置が取り行われているが、遺体は経時的に腐敗・損傷が進むため、低温で管理することが望まれる。血液・体液・排泄物等を漏出する可能性のある遺体は、感染のリスクが高いため、標準予防策の考え方に基づいて処置を行った方が安全である。

❶ 死亡の確認

医師が死亡を確認するまでは、むやみに患者に触れてはならない。医師が死亡を確認した後、挿入されているカニューレ、ドレーン、カテーテル等を抜去する。

❷ 宗教・儀式

死亡した患者の宗教及び死後の儀式は、家族と話し合い、慣習を尊重しなければならない。もし、その儀式が取扱い者が感染する危険性がある場合には、担当医の助言を求める。

❸ 処置の準備

通常、遺体からの感染のリスクは低いが、死亡後も血液・体液・排泄物等の排出・漏出が続く感染の危険のある遺体には、標準予防策を実施する。

準備するもの

> 1. 廃棄物の処理に必要なプラスチック袋
> 2. 鋭利物の廃棄に必要な耐貫通性の容器
> 3. 処置に必要な用具一式

❹ 最終処置

　必要に応じて、サージカルマスク・プラスチックエプロン・手袋を装着し、合意を得ている処置内容に従い取り行う。葬祭従事者にも死亡した患者の感染症を知らせることが望まれる。
　ここでは、注意する重要なポイントをあげる。

○ 全身清拭を行う際、通常は温湯又は微温湯を用いるが、血液・体液・排泄物等が付着している部位は、次亜塩素酸ナトリウム液0.5％（5,000ppm）で清拭する。
○ カテーテル等を抜去した後は、縫合するか、ガーゼとテープ等で圧迫する。
○ 全ての創に清潔なドレッシングをかけ、新しい包帯と取り換える。
○ 遺体は、低温管理が必要なため、着衣はドライアイス等の冷熱が十分に伝わるように薄めの着衣にする。

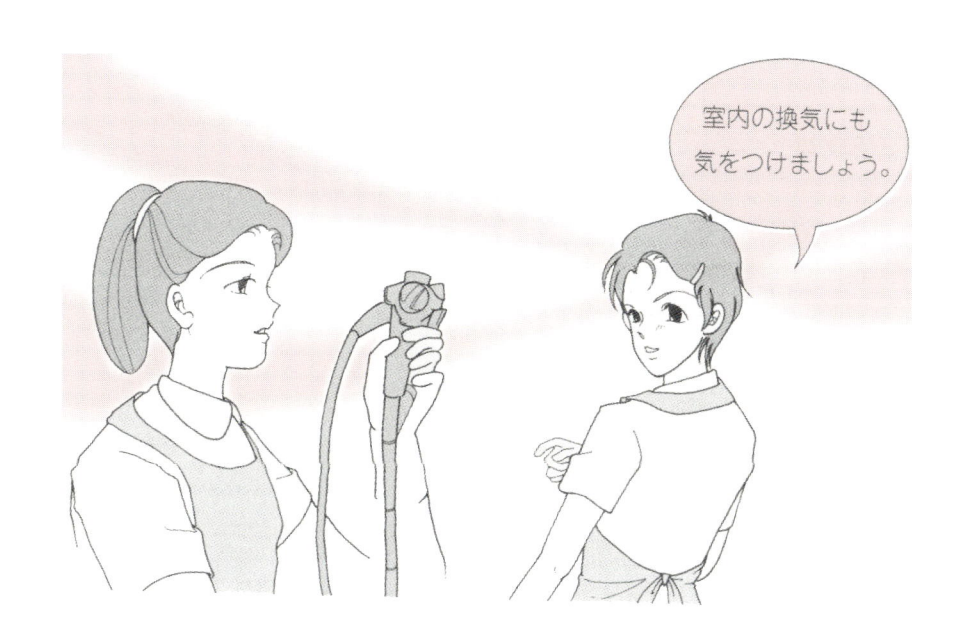

❺ 患者の所持品

① 患者の身につけていた下着・寝間着等で排泄物等で汚れているものは、別のプラスチック袋に入れ、廃棄する。洗濯方法について質問されたら、助言する（P.57参照）。
② その他の所持品で目につく汚れがある場合には、清拭等の助言をする。

❻ 部屋の最終清掃

① 通常の清掃を行えばよい（よく換気をし、湿式掃除を行う）。
② 血液・体液・排泄物等が付着しているところがある場合は、次亜塩素酸ナトリウム液0.5％（5,000ppm）で清拭し、その後、温湯、洗剤等で清拭する。

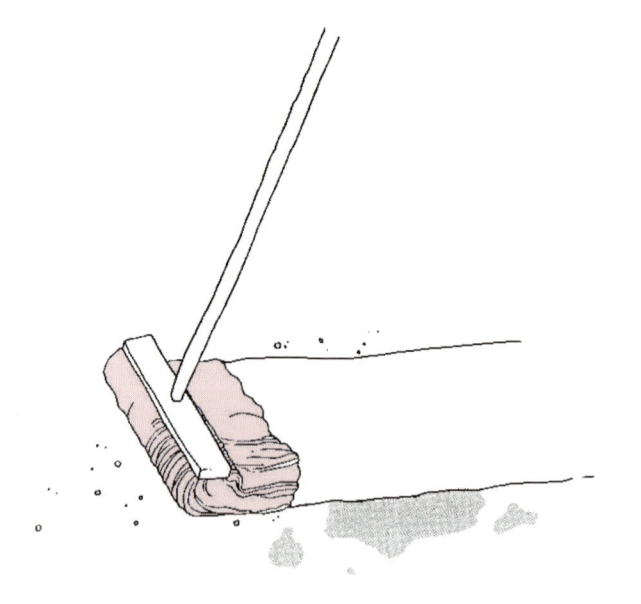

❼ 死後の処置に必要な消毒剤

　すべての患者の遺体は感染の危険があるため、適切な処置が実施されなくてはならない。死亡した患者の宗教や死後の儀式は家族等と打ち合わせをして慣習を重んじなければならないが、それらの儀式が取扱い者の安全性の確保が得られない場合には、感染対策専門家の助言を求める。

　医師による死亡の確認が終了し、挿入されているカニューレ、ドレーン、カテーテル等が抜去された後の一連の処置の中で、全身の清拭がある。この清拭は通常は温湯を用いて行うことが多いが、感染症であった患者や、血液・体液・排泄物等が付着している部位は、次亜塩素酸ナトリウム液0.5％（5000ppm）を用いて清拭する。また、体腔内に排泄物等を吸収させるために脱脂綿や生綿を用いるが、この際にも外から見える部位に血液・体液・排泄物等が付着している場合には、次亜塩素酸ナトリウム液0.05～0.1％（500～1,000ppm）を用いる。

　また、死亡した患者の所持品で目につく汚れのある場合には、次亜塩素酸ナトリウム液0.1％（1,000ppm）を含ませたディスポ布で拭いて消毒する。これらの処置に使用した廃棄物はプラスチック袋に入れ、可燃ゴミとして排出する。

【参考資料】
1）Guidelines on the Control of Infection in Residential and Nursing PHMEG 1996
2）院内感染予防対策ハンドブック―インフェクションコントロールの実際― 監修：厚生省保健医療局国立病院政策医療課、編集：国立大阪病院感染対策委員会

5 在宅ケアにおける諸注意

1 面会者の注意

　面会者に感染症の症状がある場合には、患者に感染させてしまうというリスクがあるため見舞い等に行く前に訪問看護師等や家族等に電話で助言を求めることが賢明である。訪問看護師等や家族等は、状況によっては面会制限の必要性を説明する。

　面会者には、患者への感染リスクを最小限にくいとめるため、協力してもらうことが大切である。特に呼吸器、消化器、皮膚あるいは眼の感染症の症状のある面会者には、面会の制限が必要な場合もあることを記載したメモ等を出しておくことも有用である。

　訪問看護師等は、面会制限の必要があると考えられる感染予防対策に関し、家族等に助言を与える。各養護ホーム等では、患者の感染予防対策について、予め、指導及び教育を行う必要がある。

2　日常生活に対する心がけ
― 新寝たきり老人ゼロ作戦 ―

　我が国では、2025年には国民の27％が65歳以上という超高齢社会を迎える。生活の質の低下をもたらす寝たきりをなくすために、原因疾患となる脳卒中や骨粗鬆症を予防すると同時に、適切な訓練と介護の提供、寝たきりは予防できるという意識の普及、適切なサービスが早期に受けられるシステムの整備が望まれる。在宅においても寝たきりを防止する観点から、訪問指導や機能訓練、訪問看護制度の活用が望まれる。

　厚生労働省が示している「寝たきりゼロへの十か条」の第二条に、「寝たきりは寝かせきりから作られる。過度の安静、逆効果」とある。在宅ケアに関わる人々の願いは、寝たきりを防ぎたい、体が不自由でも心の寝たきりだけは防ぎたいと思うことであろう。

　寝たきりの人は、自分で寝返りや体の向きを変えることができないため、同じ姿勢で長時間寝ていることが多い。このような場合、骨の出ている部位が赤くなり、褥瘡の兆しが出現する。また、身動きできない寝たきりはつらい状態であるため、体を起こすと顔の表情がにこやかに変わるのがわかる。寝たきりをなくすために、ベッドから起こして残された機能を最大限に生かしながら、その人の価値観、意向にあった生活を取り戻せるようにケアしていかなければならない。すなわち、日常生活における高齢者の心身の機能、残された機能の維持・向上を図ることが重要である。

●● 寝たきり老人をつくらないために ●●

○ 継続性の尊重。新しい環境を作らず、昔からの生活を維持する。
○ 高齢者の意志（価値観と意向）を尊重する。
○ セルフケアを尊重する。
○ 補助具等を利用してできるだけ自力で日常生活を行う。
○ できるだけオムツをあてないで、時間毎に便器をあてる。又は寝室をトイレの近くにしたり、ポータブルトイレを利用する。
○ 意欲の向上をはかる。

●● **家族へのアドバイス** ●●

　毎日ベッドに寝ている生活の中で、食事、入浴、排便、ソファーに腰掛ける等の体を動かす介助の際、寝たきりの人は様々な表情を見せる。食事や入浴の時は表情がやわらいでうれしそうな顔に変わる。食事は生理的な欲求の食欲がみたされ、入浴はスキンシップと血行が良くなるので心がなごんでくる。

　体を動かす介助は大変であるが、寝たきりの人にとっては貴重な時間である。また、車椅子を利用して散歩しながら日光を浴びる顔にも笑顔が見られる。買物、外食、映画鑑賞といった外出は、新鮮な空気に接して刺激を受け、生理的機能が活発になるため、心身の機能低下を防ぐ効用があると考えられる。このように、スキンシップを受けたり、体を動かしたり、外出することで、心身に残された機能の温存に役立つと考えられる。

　さらに、寝たきりの人の興味や趣味を生かした生活は、単調な日々を豊かなものに変化させ、生活にゆとりを持たせる。興味や趣味は個人的な事柄であるが、自分自身を表現することが少ない高齢者にとっては、自己を表現する最良の手段ともなる。高齢者の生き方や考え方を受け入れ、人格を尊重してコミュニケーションを円滑にしていくことが基本であろう。

　介護される人の身になって思いやる家族の「愛情」を強調したい。あたりまえのことであるが、介護される人が気持ち良く日々を送り、褥瘡や肺炎といった疾患にならないようにするには、家族の「愛情」が不可欠である。すべては、ここから始まるといっても過言ではなかろう。

3　病院と老人施設・在宅ケアの違い

　病院には多くの患者が入院しているが、尿道カテーテル、中心静脈カテーテル等の医療器具が体内に留置されていたり、手術創部や全身性皮膚疾患、熱傷等皮膚の物理的バリアーとしての機能が障害されている等、易感染状態にある患者が多いのが特徴である。さらに臓器移植、免疫抑制剤や抗がん剤の投与、外科手術後、白血病、重症糖尿病等、原疾患や投与された薬剤により免疫能が低下した患者も多く病院内で生活している。このため医療従事者や見舞客等健常人には平素無害である病原体が、容易にこれらの患者に定着し、保菌状態（病原体保有状態）をつくりだし、ときに感染症へと進行することがある（日和見感染症）。病院内で発生する感染の多くは、このような特殊な条件のもとで起こっている。

　一般に老人施設等では、上記に該当するような易感染状態や免疫能低下状態の人は稀である。高齢であることは、感染のリスクファクターではあるが、病院の入院患者に比較すると、そのリスクは相対的に低い。したがって、施設内で日和見病原体による感染症が集団発生する可能性も極めて低い。MRSAを例に考えると、MRSAは日本の病院で問題となっている院内感染の原因菌のひとつである。上記の特殊な条件下にある患者（易感染状態）では、MRSA保菌そのものが問題となり、MRSA感染症を発症したり、MRSAの集団感染が発生する等時に患者にとっては致命的となることもあるので、MRSA除菌や抗MRSA薬の投与等が必要となる場合がある。一方、老人施設では血管内カテーテル挿入や熱傷等易感染性患者や免疫能低下患者は相対的に少なく、たとえMRSA保菌者であっても通常の日常生活がおくれるならMRSA感染症の発症は極めて低いため、MRSAの除菌や抗MRSA薬の投与等必要はない。したがって、MRSA保菌者であることが入所拒否の理由にはならない。在宅ケアにおいては、居住空間に患者は多くの場合1人であり、交差感染による保菌や感染症は、家族やケアをする人が運んでこない限り起こらないと考えるのが妥当である。

感染症には自己の持つ常在菌や入院中に定着した病原体が、なんらかの原因で感染症を引き起こす内因性感染（症）と外部から体内に侵入した病原体により起こされる外因性感染（症）のふたつに区分される。内因性感染（症）は、患者（宿主）の免疫低下状態（手術後、白血病、抗がん剤投与）やカテーテル等の医療器具挿入が引き金となり、自己の常在菌又は入院後定着した菌により感染症を引き起こす。したがって、この内因性感染（症）の発生を防ぐには、患者の栄養状態を含めた全身状態を良くすること、またカテーテル等人体に挿入された医療器具を抜去すること以外には方法はない。一方、外因性感染（症）は、標準予防策を基本とする正しい感染予防対策を実施することにより防ぐことができる。

　以上のことを考慮すれば在宅ケアや老人施設では明らかに、感染のリスクは低いことが推察される。感染予防対策も標準予防策を基本とする方法でなんら問題はないし、病院と比べ感染リスクの低い場合も考えられ、感染予防対策を簡略化できる部分もある。
　別表に病院、老人施設、在宅ケアにおける感染リスクの比較をあげる（表23）。

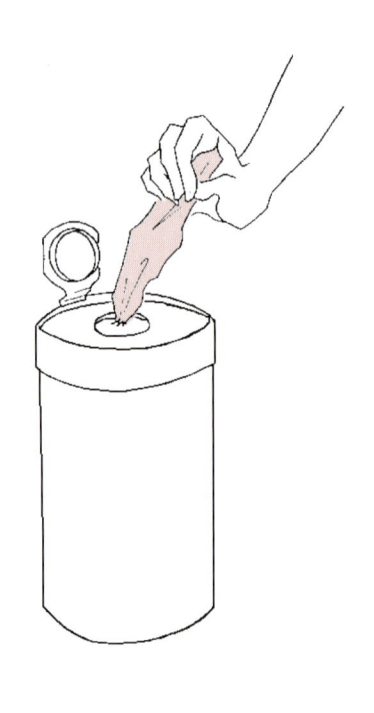

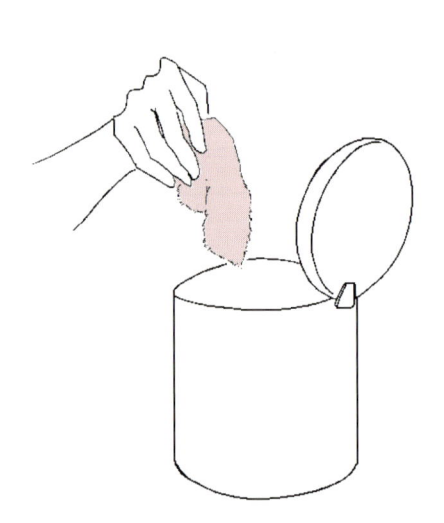

表23 病院と特別養護老人ホーム、在宅の違い

	病院	特別養護老人ホーム等	在宅
1施設当たりの人数	多い	多い	1〜2人
対象者	易感染患者 免疫能低下患者	高齢者	高齢者 または 身体障害者
主にケアをする人	医療従事者 （医師、看護師等）	医療従事者 以外	医療従事者 以外
集団感染の頻度	高い	中等度	なし または稀
内因性感染（症）	高い	低い	低い
外因性感染（症）	高い	中等度	低い
皮膚の物理的バリヤーの障害の頻度	高い	低い	低い
カテーテル等の医療器具の人体への挿入の頻度	高い	低い	中等度 〜低い
交差感染のリスク	高い	中等度	極めて低い
標準予防策 （ユニバーサルプレコーション）	適応	適応	適応 （簡略化可能）

> **Column　院内感染・病院感染**
>
> 　病院内で、原疾患とは別に発症する感染症で、患者のみでなく、医療従事者をも含み、退院後、あるいは病院外で発症しても、病院内での病原体接種に起因するものは院内感染（病院感染）という。

4 デイケア・デイサービスについて

デイケア・デイサービスの受け入れについては、感染症の種類によって判断されるが、病院内とは異なり健康でカテーテル等の創のない人が対象であるため、感染力の強い感染症でなければ、制限する必要はない。

> **Column　感染予防と定期的短期入院**
>
> 　全くの寝たきりで、定期的に体位を変えることが必要な患者、人工呼吸器管理や頻回の気道内吸引が必要な患者等の在宅ケアは、家族にとって心身両面での大きな負担となっている。難病患者では入院から在宅へ移行して3ヵ月を経過すると感染症の合併が増えてくることが知られており、介護に疲れ、感染予防のための手技が疎かになってくることがその要因とされている。
>
> 　家族の休息を目的に短期入院（ショートステイ的入院）を行うことが感染症の予防に有効なことを厚生省研究班が報告している。特に感染症を繰り返す在宅患者においては定期的に短期入院を行い、全身状態のチェックを行うとともに家族に休養をとってもらうのがよい。

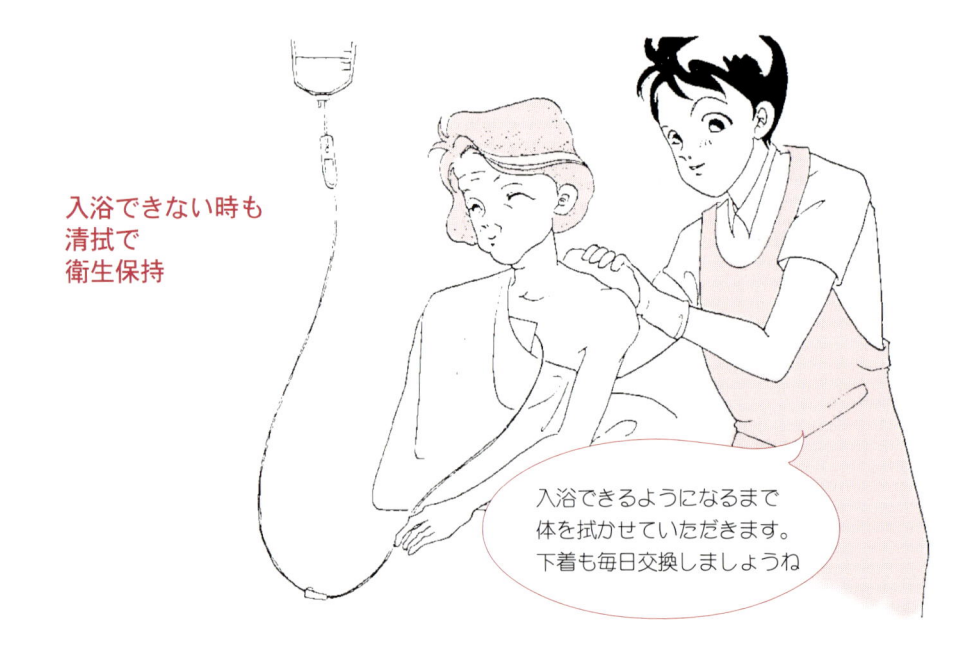

入浴できない時も清拭で衛生保持

「入浴できるようになるまで体を拭かせていただきます。下着も毎日交換しましょうね」

4 デイケア・デイサービスについて

表24 デイケアサービスの可否

感染症など	デイケアの可否	理由	注意
MRSA陽性者	○	問題ない。MRSA感染症は、主に急性型病床群の外科系で易感染状態（創やカテーテルが多数ある）で抗菌薬の投与を受けている場合が問題である。デイケア施設でアウトブレークすることはない。	
疥癬	×	皮膚科専門医の診断で疥癬虫、虫卵が検出されなくなるまで不可。	
皮膚炎症状のある場合	△	接触による感染リスクの可能性が高い。	皮膚落屑物や浸出液が多い場合は、他者に感染させる可能性が高いので、サービス参加は見合わせる。
HBV、HCV、HIV感染症	○	出血しなければ問題ない。	けがや鼻血などで出血した場合、手袋を着用して出血部位をドレッシング材で覆う。
梅毒（TPHA陽性等）	○	問題ない。	
インフルエンザ	×	症状がおさまるまで不可。	
結核	×	排菌のないことが確認されるまで不可。	

△：場合によっては医師の判断を仰ぐ。

編集後記

　以前から、在宅ケアにおける感染予防対策のテキストの必要性を痛感していたところ、「標準予防策（ユニバーサルプレコーション）実践マニュアル」（南江堂）と出会った。まさにこれだと思い、著者の一人の波多江新平氏（ICHG研究会代表）に本書の企画を持ち込んだ。

　幸いなことに、氏及びその研究グループから快諾を得た。企画から出版までかなりの時間を要したのは、メンバーが全国から何度も足を運んで、十分なディスカッションを基に本書がオリジナル版として作成されているためである。当社の注文が、標準予防策の考え方に基づいた本をということであったが、グループはさらにそれを発展させている。

　つまり、病院でのケアと在宅でのケアでは、感染予防対策上のケアに違いが生じるという新しい視点に立ち、それぞれのケア内容の感染予防対策がわかりやすく記述されている。本書が在宅ケアに携わる多くの人々のよきテキストとなることを願っている。

（出版社　日本プランニングセンター）

著者一覧

ICHG研究会 (2005年8月現在)

■ あ
青木	泰子	国立病院機構東京医療センター　総合診療科
青柳	公夫	青柳歯科　院長
明石	学	社会福祉法人聖霊会聖霊病院　麻酔科
阿島	美奈	国立病院機構舞鶴病院　看護部
新	謙一	東京都立墨東病院　内科ICD
穴沢	角弥	新潟県立六日町病院　看護部
雨谷	容子	東京都立豊島病院　看護部
新井	裕子	伊勢崎市民病院　感染管理室
有賀	由貴	スミス・アンド・ネフュー株式会社ウンドマネージメント事業部

■ い
井内	律子	洛和会ヘルスケアシステム　看護部
家城	美和子	富山市民病院　看護部
井開	孝夫	新潟県厚生連刈羽郡総合病院 看護部
池内	尚司	大阪府立病院　救急診療科
池田	しづ子	長野県厚生連北信総合病院　看護部感染管理室
石井	明代	大阪府立病院救命救急センター　看護部
石井	洋子	ＪＡ神奈川県厚生連伊勢原協同病院　栄養室
石川	邦治	石川歯科医院　院長
石月	文枝	三条総合病院　看護部
石野	弘子	藤枝市立総合病院　感染対策室
石原	伸宏	名古屋市天白消防署　消防第二課救急係
市川	高夫	新潟県立六日町病院　麻酔科
市山	勝一郎	明治製菓薬品札幌支店学術グループ
伊藤	紀美枝	回心堂第二病院　臨床検査室
糸賀	寛	秋田組合総合病院　内科・検査部
今井	康晴	長野市民病院　内科
岩田	敏	国立病院機構東京医療センター　小児科
岩田	千鶴子	中通総合病院　看護部
岩堀	裕之	愛知県厚生農業協同組合連合会総合海南病院　薬剤科

■ う
上田	博美	大阪大学医学部付属病院　看護部

■ え
江頭	輝枝	京都大学医学部附属病院　看護部
鰭名	勉	岩手県立磐井病院　院長
遠藤	康伸	成田赤十字病院　臨床検査科

■ お
大川	浩永	愛知厚生連海南病院　臨床検査科
大澤	栄子	徳洲会湘南鎌倉病院　看護部
太田	恭子	おおた歯科医院　院長
大田	豊隆	特定医療法人同仁会耳原鳳病院　院長
大田	博子	ＪＡ広島県厚生農業協同組合連合会廣島総合病院　薬剤部
大西	泉	川本産業株式会社　メディカル事業部門
大音	清香	医療法人社団済安堂西葛西・井上眼科病院　看護部
大野	聖子	京都第一赤十字病院　感染制御部
大畑	淳	長野県立こども病院　麻酔科
岡田	成彦	蒲郡市民病院　薬局
岡弘	真由子	株式会社浄美社　プロジェクト開発部
小川	隆	有限会社セミオール
小川	文子	ＪＡ北海道厚生連倶知安厚生病院　看護部
奥山	智子	ＪＡ神奈川県厚生連相模原協同病院　医療技術部
奥山	裕一	明治製菓株式会社　薬品京都第一営業所
小野寺	健一	盛岡医療生活協同組合川久保病院　外科
小野寺	直人	岩手医科大学附属病院　感染対策室
小野寺	幸男	ＪＡ秋田厚生連雄勝中央病院　院長

■ か
垣根	美幸	岐阜厚生連総合病院久美愛病院　看護部
影岡	武士	倉敷中央病院　臨床検査科
笠井	正志	長野県立こども病院　集中治療科
柏	真知子	東京都立豊島病院　細菌検査室
粕田	晴之	国際医療福祉大学臨床医学研究センター・国際医療福祉病院麻酔科
片桐	弘美	湖北総合病院　薬剤部
金澤	きみ代	社会福祉法人十善会病院 看護部
金澤	美弥子	日本赤十字社長崎原爆病院　看護部
金田	暁	国立病院機構千葉医療センター　消化器科
神山	裕子	日本文化厚生農業協同組合連合会 資材部医薬品課
萱沼	保伯	獨協医科大学病院　薬剤部
萱橋	理宏	ＪＡ茨城県厚生連総合病院　取手協同病院 看護部
川路	明人	医療法人尾張健友会千秋病院　薬局
河西	新悟	富山市民病院　看護部
川西	園代	国立病院機構大阪医療センター　薬剤科
川端	明美	ICHG研究会
管	桂一	財団法人脳神経疾患研究所附属総合南東北病院　麻酔集中治療科
神田	裕子	広島県厚生連府中総合病院　看護科

■ き
木島	聡	津和野共存病院　産婦人科
岸川	博紀	光晴会病院 外科

岸本	信康	石川病院　内科
貴田岡	節子	東北厚生年金病院　小児科
木村	雅之	株式会社医事出版社　営業企画部
木村	佳且	医療法人大雄会　薬剤部
清宮	久雄	株式会社長谷川綿行　開発部
金田一	孝二	東北大学大学院・歯学研究科　顎口腔形態創建学分野
金田一	純子	国立成育医療センター　歯科

■く

草場	恒樹	株式会社モレーンコーポレーション
久保田	妙子	ＪＡ茨城県厚生連総合病院　取手協同病院 看護部
熊谷	明史	静仁会静内病院 院長
熊澤	史織	愛知県厚生農業組合連合会加茂病院　看護師
倉科	君代	済生会横浜市南部病院 事務局業務課環境整備
桑田	今日子	財団法人麓仁会・筑波学園病院　看護部
栗原	英見	広島大学大学院医歯薬学総合研究科先進医療開発科学講座歯周病態学分野
栗原	由佳	東海大学大磯病院　リハビリテーション科
桑原	正雄	広島県立広島病院　総合診療科・呼吸器内科

■け

毛部川	弘行	明治製菓株式会社　学術部
釖持	美津子	ＪＡ神奈川県厚生連伊勢原協同病院　薬局

■こ

河野	えみ子	関西医科大学香里病院　薬剤部
郡	孝子	大阪大学医学部附属病院　薬剤部
小坂	明子	奈良県立奈良病院　看護部
越田	晃	東京都立駒込病院　薬剤科
小島	和華	静仁会静内病院　臨床検査科
小島	淳子	富山市民病院　看護部
小塚	雄民	特定医療法人頌徳会日野クリニック　皮膚科・アレルギー科
小林	一成	日研総合プラス株式会社
小林	敏子	医療法人和同会宇部リハビリテーション病院　薬局
小林	浩之	アキレス株式会社　関西支社床材課
後藤	恵	伊勢崎市民病院　看護部
五味	正	株式会社サンワード　研究開発部
近藤	陽一	国立成育医療センター　手術集中治療部集中治療科
昆野	ひろみ	東京都府中療育センター　看護部

■さ

斉藤	浩一	ＪＡ上都賀厚生連上都賀総合病院　看護部
斎藤	ひろみ	静仁会静内病院　看護部
斉藤	由利子	ＪＡ上都賀厚生連上都賀総合病院　看護部
斉藤	容子	市立札幌病院　感染管理推進室
坂上	吉一	近畿大学農学部　環境管理学科
坂田	宏	ＪＡ北海道旭川厚生病院　小児科
坂本	健一	ＪＡ北海道上湧別厚生病院　薬剤科
坂本	雅子	財団法人阪大微生物病研究会

桜井	寿美	団法人東京都保健医療公社大久保病院　看護部
櫻井	公	株式会社明匠一級建築士事務所
桜井	陽子	株式会社カインズ　事業推進部
桜田	則子	国立大学法人秋田大学医学部附属病院　看護部
櫻田	政子	東京都立墨東病院　細菌検査室
佐々木	和明	株式会社サピックス　業務部業
佐々木	祥行	東京北社会保険病院　看護部
佐藤	弘子	ＪＡ茨城県厚生連総合病院取手協同病院　看護部
猿谷	秀次	株式会社アロインス化粧品　経営戦略室
佐和	章弘	広島国際大学　薬学部薬学科
沢辺	陽一	藤森工業株式会社　メディカル事業推進部メディカル営業課
澤村	洋子	ＪＡ神奈川県厚生連伊勢原協同病院　薬局

■し

椎木	創一	沖縄県立宮古病院　内科
塩入	久美子	長岡赤十字病院　看護部
滋野	好史	株式会社浄美社
篠田	千佳子	ＪＡ北海道厚生連遠軽厚生病院　看護部
澁川	直也	鶴見大学歯学部　第二歯科保存学教室
島田	知子	国立成育医療センター　看護部
島崎	豊	愛知県厚生農業協同組合連合会海南病院　医療安全管理部
清水	恒広	京都市立病院　感染症科
清水	幸雄	市立函館恵山病院　院長
霜田	均	医療法人石井会石井病院　薬剤部
下名	照代	医療法人愛心会大隈鹿屋病院　看護部
白石	正	山形大学医学部付属病院　薬剤部
白阪	琢磨	国立病院機構大阪医療センター　免疫感染症科

■す

末永	壽	アキレス株式会社　床材販売部床材課
菅田	智子	広島大学病院　看護部
菅原	厚	中通総合病院　感染対策室
菅原	美絵	国立成育医療センター　看護部
杉山	香代子	ICHG研究会
杉山	奈々絵	ICHG研究会
鈴木	トキ子	医歯薬出版　第三出版部歯科書籍編集
鈴木	俊夫	医療法人鈴木歯科医院　院長
鈴木	敏之	有限会社ふぁいん
鈴木	朋子	財団法人保健医療公社　東部地域病院　看護部
鈴木	康之	国立成育医療センター　手術集中治療部集中治療科
須田	志優	岩手県立磐井病院　麻酔科
住吉	大治	株式会社浄美社　業務統括部

■せ

関	裕美	取手北相馬保健医療センター医師会病院 看護部
仙波	哲雄	仙波耳鼻咽喉科医院　院長

■ た

平	昌子	三和中央病院　看護課
髙岡	みどり	京都府立医科大学付属病院　感染対策部
高桑	良平	勤医協中央病院　ＩＣＵ麻酔科
高田	恵	滋賀医科大学医学部附属病院　看護部
鷹羽	頼勝	社会保険滋賀病院　薬剤部
田頭	弘道	株式会社ウイン・インターナショナル　メディプラン営業部
滝野	六朗	健栄製薬株式会社
武井	千恵子	茨城県立こども病院　看護部
武田	静彦	アキレス株式会社　関西支社床材課
武田	美都子	ＪＡ北海道厚生連総合病院網走厚生病院　看護部
嶽本	剛平	株式会社ウイング
竹本	真美	国立病院機構千葉医療センター　看護部
龍口	さだ子	国立大学法人金沢大学医学部附属病院　感染対策室
田頭	弘道	株式会社ウイン・インターナショナルメディプラン　営業部
田中	勝雄	長野県厚生連リハビリテーションセンター鹿教湯病院　薬局
田中	弘子	国立成育医療センター　看護部
谷口	洋貴	独立行政法人国立病院機構京都医療センター　救命救急センター
谷崎	希実子	東京都福祉保健局　健康安全室薬務課医療機器審査係
田原	敏和	徳之島徳洲会病院　薬局
田村	晶子	済生会新潟第二病院　薬剤科
田村	光子	茨木県立中央病院　看護部
丹下	正一	前橋赤十字病院　循環器科
壇上	直子	九州中央病院　看護部

■ つ

辻	明良	東邦大学医学部　看護学科感染制御学
辻	千晶	岡山旭東病院　麻酔科
堤	寛	藤田保健衛生大学医学部　第一病理学

■ と

徳井	健志	名古屋第二赤十字病院　薬剤部
栃本	保夫	北鎌倉薬局
戸塚	美愛子	藤枝市立総合病院
富田	典子	国立大学法人秋田大学医学部附属病院　看護部
豊福	睦子	ウエルフェアー長崎

■ な

仲川	義人	山形大学医学部附属病院　薬剤部
仲田	勝樹	愛知県厚生農業協同組合連合会愛北病院　看護部
中西	真由美	ＪＡ北海道厚生連総合病院網走厚生病院　看護部
長澤	敏明	医療法人仁愛会三神病院　整形外科・麻酔科
永町	房子	栃木県厚生農業協同組合連合会石橋総合病院　看護部
長野	恵子	山口県厚生連長門総合病院　薬剤科
中村	宏治	琉球大学医学部生体制御医科学講座　救急医学分野
中村	順子	医療法人愛心会大隈鹿屋病院　看護部
中村	保仁	ハクゾウメディカル株式会社　研究開発部
成毛	一子	成田赤十字病院　看護部
成瀬	国男	愛知県厚生連加茂病院　薬剤科

■ に

仁井谷	善恵	広島大学歯学部　口腔保健学科口腔保健衛生学講座
二木	芳人	川崎医科大学　呼吸器内科
西	耕一	石川県立中央病院　呼吸器内科
西川	靖之	京都第二赤十字病院　薬剤部
西野	京子	秋田県立脳血管研究センター　麻酔科
西谷	篤彦	順天堂大学医学部附属順天堂東京江東医療センター　地域連携室
西村	チエ子	信州大学医学部付属病院　中央手術部
西山	安子	彦根市立病院　看護部

■ の

野崎	歩	京都桂病院　薬局
信国	圭吾	国立療養所南岡山病院　神経内科臨床研究部

■ は

橋本	佐栄子	有限会社エル・プランナー
橋本	友希	稲城市立病院　看護科
柱	新太郎	帝京大学医学部　小児科学講座
秦	美暢	東邦大学医学部　胸部心臓血管外科学講座
長谷川	ゆり子	帝京平成看護短期大学　看護学科
波多江	新平	ICHG研究会　京都府立医科大学客員講師
浜野	有美子	明治製菓株式会社　薬品中国支店学術Ｇ
林	泉	北里大学客員教授
林田	京子	ＡＩデンタルクリニック　看護師
原	司	株式会社麻生飯塚病院　薬剤科
原	敏博	厚生連安曇総合病院　小児科
原田	正弥	愛知県厚生農業協同組合連合会足助病院　薬剤科
春岡	龍男	ＡＩデンタルクリニック　院長
馬場	真琴	北海道大学医学部付属病院　看護部

■ ひ

樋口	ひとみ	ＪＡ神奈川県厚生連相模原協同病院　看護部
平松	玉江	国立がんセンター中央病院　看護部
兵道	美由紀	愛知県厚生連安城更生病院

■ ふ

深尾	亜由美	岐阜大学医学部付属病院　感染制御部門
福田	昭	藤森工業株式会社　メディカル事業推進部
藤井	肇	広島市立舟入病院　院長
藤井	裕史	熊本労災病院　薬剤部
藤田	忠久	株式会社東管　技術部
藤田	直久	京都府立医科大学　臨床分子病態・検査医学
藤村	真奈美	ＪＡ北海道厚生連総合病院網走厚生病院　看護部
古田	信弘	株式会社メディカル・マネジメント・サポート

■ ほ

星野	靖	新潟県立六日町病院　看護部

細田　清美　福井県済生会病院愛の家　看護部
細谷　文　ＪＡ長野県厚生連小諸厚生総合病院　看護部
堀川　俊二　ＪＡ広島厚生連吉田総合病院　薬剤科

■ ま

桝田　夏代　愛媛大学医学部附属病院　看護部
松岡　俊彦　広島県福山地域保健所　生活衛生課
松田　和久　済生会福岡総合病院　麻酔科
松田　裕之　国立病院機構福岡東医療センター　外科
松平　信輝　有限会社砂書房　歯学図書編集部
松村　昌俊　長野県厚生農業組合連合会下伊那厚生病院　薬剤科
松本　昭憲　太田西ノ内病院救命救急センター救急医療・外傷外科学
松本　聖之佑　有限会社アスラック　せんねん薬局
松本　尚浩　九州厚生年金病院　麻酔科
松永　剛　中津市立中津市民病院　看護部
松永　宣史　東京医科大学八王子医療センター　薬剤部
松原　肇　北里大学病院　薬剤部
丸山　育男　アキレス株式会社　床材販売部床材課
丸山　栄子　ICHG研究会
丸山　久美子　熊本労災病院　薬剤部
丸山　徹　ワタキューフジタ薬局

■ み

三浦　正義　富山市民病院　小児科
三上　正　京都第二赤十字病院　薬剤部
三澤　学　札幌東徳洲会病院　麻酔科
道又　聡　岩手県立磐井病院　放射線技術科
三間　聡　新潟県厚生連豊栄病院　内科
三牧　祐一　広島大学歯学部附属病院　薬剤部
水上　康美　住友別子病院　看護部
宮坂　恵子　長野県立こども病院　麻酔科
宮崎　博章　社会保険小倉記念病院　産婦人科
宮崎　正信　長崎大学医学部　第二内科学

■ む

向井　征二　オービス環境マネジメント研究所
村上　早苗　愛媛大学病院　看護部
村田　郁子　ＪＡ神奈川県厚生連伊勢原協同病院　薬局
村山　あけみ　静仁会静内病院　看護部
村山　郁子　(医)ヘブロン会大宮中央総合病院　薬剤科

■ も

茂木　玲子　東京都立広尾病院　看護部
桃井　祐子　東京都立駒込病院　看護部
森田　麻己　京都第一赤十字病院　看護部

■ や

八重樫　英樹　株式会社アイシーシー・トスネット　営業部
八代　純子　明治製菓株式会社　学術部

安村　典子　ＪＡ山口県厚生連小郡第一総合病院　看護部
矢野　篤次郎　佐賀県立病院好生舘　外科
山崎　弘勝　北陸ビル防設株式会社　メディカルサービス部
山﨑　真紀子　長崎大学医学部保健学科　看護学専攻母子看護学講座
山下　共行　諏訪中央病院　内科
山城　裕子　京都第一赤十字病院　看護部
山田　英紀　大和市立病院　薬剤科
山中　克己　名古屋学芸大学　管理栄養学部
山中　昇　和歌山県立医科大学　耳鼻咽喉科学教室
山本　和宜　ＪＡ山口県厚生連周東総合病院　薬剤科
山之上　弘樹　徳洲会静岡病院　内科
山本　雅史　名古屋掖済会病院　呼吸器科

■ ゆ

結城　光　(財)南東北訪問看護ステーション船引　管理者
湯本　衛　みずほ健康保険組合大手町健康開発センター　歯科
由良　温宣　東北労災病院　薬剤部
由良　嘉兵衛　有限会社由良薬局

■ よ

横田　和子　浜松医科大学医学部附属病院　看護部
横地　貴久　アキレス（株）九州営業所 産業資材販売課
横山　隆　広島市医師会運営・広島市安芸市民病院　院長
吉川　博子　新潟市民病院　内科
吉田　ヒロミ　市立福知山市民病院　医事課
吉野　宏　広島大学医学部歯学部附属病院　口腔維持修復歯科・歯周診療科
米田　靖弘　北陸ビル防設株式会社 メディカルサービス部

■ わ

渡辺　幸子　長崎市福祉保健部　地域保健課感染担当

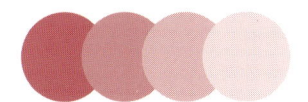

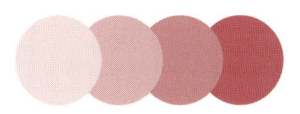

索　引

和文索引

● あ
アイロン 58
アルコール類 93

● い
イソプロパノール 94
イベルメクチン 114
インスリン自己注射 87
インフルエンザ 23, 119
インフルエンザ桿菌 120
易感染性患者 19
医薬品 95
医薬部外品 95
医療に供される水 100
胃瘻 154

● う
うがい 42
　―の技法 44
　―の注意点 44

● え
エアゾル吸入療法 168
エタノール 94
衛生的手洗い 29, 35
栄養管理 129
鋭利物の廃棄 60
塩化ベンザルコニウム 83
塩化ベンゼトニウム 83
塩酸アルキルジアミノエチルグリシン 83, 86

● お
黄色期 130
黄色ブドウ球菌 106
温度の表示 13
温湯 13

● か
カテーテル 151
　―感染 151
　―刺入部 149
疥癬 113
外因性感染症 27
感染経路 20
　―別予防対策 21
感染源 20
感染症 112
感染のリンク 20
感染リスク 16

● き
気管カニューレ 104
気管切開 168
希釈方法 90
義歯のお手入れ 42
吸引チューブ 102
教育・研修 54
菌交代現象 112

● く
グルコン酸クロルヘキシジン 83, 85
グルタラール 83, 85
空気感染 21, 124

● け
経管栄養 103
経皮内視鏡的胃瘻造設術 155
結核 22, 123

● こ
抗菌薬 112
口腔ケア 40
高リスク 17
呼吸器合併症 167
黒色期 130

● さ
サージカルマスク 52
　―の着け方 53
最小リスク 17
在宅医療廃棄物 61
在宅経管栄養 152
在宅呼吸管理 166
在宅自己膜灌流法 156
擦式法 36
雑貨 95

● し
次亜塩素酸ナトリウム 83, 85, 92
自己導尿カテーテル 143
室温 13
死亡 170
消毒剤の安全使用 82
消毒剤の抗微生物スペクトル 83
消毒剤の選択 86
消毒剤の適用対象 84
消毒剤の濃度表示 90
消毒剤の有効使用 81
消毒の3要素 80
消毒の定義 77
消毒用アルコール 94
消毒用エタノール 83, 85, 94
食中毒予防 70

食器類 68
常温 13
常在菌 30
常水 100
褥瘡 126
人工肛門 160
人工膀胱 163
腎瘻 163

● す
スタンダードプレコーション 24
ストーマ 161

● せ
生活環境 74
精製水 100
清掃の方法 75
生理食塩液 89, 100
接触感染 21
赤色期 130
洗浄 97

● そ
創傷部位の消毒 89
速乾性すり込み式手指消毒剤 36

● た
単回使用製品 101

● ち
中間リスク 13
注射部位の消毒 88
注射用蒸留水 100
注射用水 100
調理器具 73

● つ
通過菌 30

● て
デイケア・デイサービス 180
ディスポーザブル製品 101
手洗いの種類 29
手洗いの手順 31
手洗いの必要性 28
手洗いの方法 33
手洗いミス 32
手荒れの対策 38
低リスク 17
手袋 45
　―管理 47
　―の種類 46

—の着け方　48
　　—の外し方　49
電子レンジ　98

● と
ドレッシング材　133
特定療養費　114

● な
内因性感染症　27

● に
日常手洗い　29, 34
尿管皮膚瘻　164
尿道留置カテーテル　137
尿路感染症　137

● ね
ネブライザー　168
熱による消毒　98
熱湯　13

● は
バイオハザードマーク　62
肺炎球菌　120
配合　94
白色期　130
針刺し事故　59
針の取扱い　59

● ひ
ヒゼンダニ　113
ヒト免疫不全ウイルス　116
微温　13
微温湯　13
飛沫感染　21, 124
標準温度　13
標準予防策　24
　　—の具体的対策　26
　　—の対象　25
漂白剤　96

● ふ
フタラール　83
プラスチックエプロン　50
　　—の着け方　50
　　—の外し方　50
ふきん　68
腹膜炎　157

● ほ
ポケット　132
ポビドンヨード　83, 85
ほこり　76
膀胱洗浄　141
膀胱瘻　163
保菌状態　112

● ま
まな板　68

● め
メチシリン耐性黄色ブドウ球菌　105
滅菌・消毒　77
滅菌水　100
滅菌精製水　100
滅菌の定義　77
免疫低下患者　19
面会者　174

● や
宿主　20

● ゆ
ユニバーサルプレコーション　24
輸液調製法　146

● り
リスクアセスメント　18
リネン類　57
両性界面活性剤　86

● れ
レジオネラ肺炎　76
冷所　13
冷水　13

欧文索引

● A
AIDS　116
A型肝炎　73

● B
BSI (Body Substance Isolation)　24
B型肝炎ウイルス　116

● C
CAPD (Continuous Ambulatory Peritoneal Dialysis)　156
C型肝炎ウイルス　116

● H
HBV感染症　116
HCV感染症　116

High risk　17
HIV感染症　116
HPN (Home Parenteral Nutrition)　144

● I
Intermediate risk　17
IVH (Intravenous Hyperalimentation)　144

● L
Low risk　17

● M
Minimal risk　17
MRSA (Methicillin-resistant Staphylococcus aureus)　105

MSSA (Methicillin-sensitive Staphylococcus aureus)　105

● P
PEG (Percutaneus Endoscopic Gastrostomy)　155

● Q
QOL　14

● S
SP (Standard Precautions)　24

● U
UP (Universal Precautions)　24

■ 編著者連絡先
ICHG 研究会代表　波多江新平
事務所　〒104-0045　東京都中央区築地7-5-1
クレストフォルム銀座東３０４号
eメール：shatae@ichg.gr.jp　　　　fax：03-5565-1439

在宅ケア感染予防対策マニュアル　改訂版
定価　本体3,600円（税別）

2005年10月20日　改訂版第一刷発行

編著者：　ICHG 研究会
発行人：　今村栄太郎
発行所：　（株）日本プランニングセンター
　　　　　〒271-0064　千葉県松戸市上本郷2760-2
　　　　　URL http://www.jpci.jp　　e-メール：jpc@jpci.jp
　　　　　電話　047-361-5141（代）　fax　047-361-0931
　　　　　振替口座　00100-6-87590

印刷：ディグ（株）
Printed in Japan.
ISBN4-86227-001-8 C3047 ¥3600E

●月刊雑誌

Home Health Care for the People with Intractable Diseases

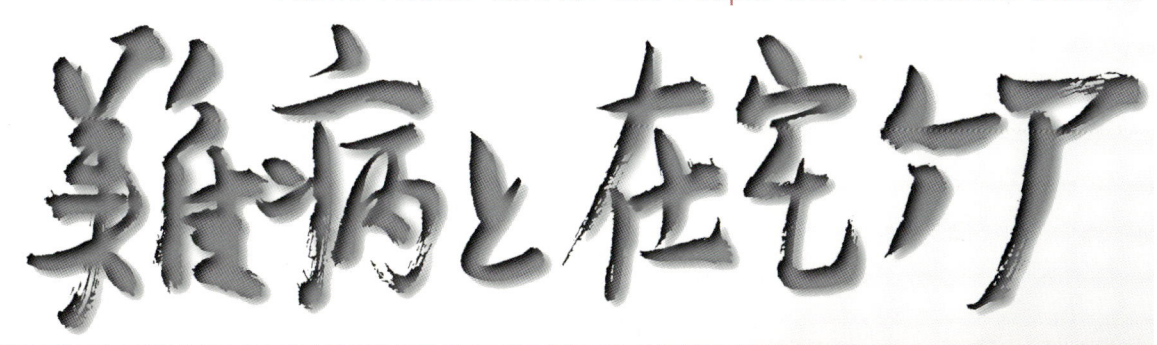

難病と在宅ケア

A4版 毎月1日発行 定価1,000円(本体952円) 年間購読料12,000円(12冊 税込み 送料当社負担)

難病 (厚労省特定疾患)をテーマに、
在宅医療と訪問看護をトータルサポートする
保健・医療・福祉関係者と
難病患者・家族のための月刊誌です。
難病関連の最新治療情報から
在宅看護の具体的アドバイス、
QOL支援にいたるまでを
厳選してご提供している
実践マニュアル！！

編集委員

- 金澤　一郎　（国立精神・神経センター総長）
- 植松　治雄　（日本医師会会長）
- 久常　節子　（日本看護協会会長）
- 中西　敏夫　（日本薬剤師会会長）
- 秀嶋　　宏　（全日本病院協会名誉会長）
- 山林　良夫　（日本医業経営コンサルタント協会最高顧問）
- 川村佐和子　（青森県立保健大学教授）

連載

- **特集**
  毎月1つのテーマを取り上げ、各種難病について最新の医学情報や看護情報を紹介。
- **写真紹介**
  療養患者や医療機関等の活躍を豊富な写真で紹介。
- **トピックニュース**
  各種学会や公的機関の最新情報を関係者が紹介。
- **訪問看護経営学**
  医業経営コンサルタントが経営関連情報を執筆。
- **訪問看護／難病看護**
  患者家族や訪問看護婦等による看護・介護の現場。
- **リハビリテーション**
  療養患者や療法士による、日常使用できる手法。
- **薬の知識**
  難病に関連する薬の最新情報を紹介。
- **食事療法**
  日々役立つ工夫や栄養摂取の向上のための情報。
- **コミュニケーション**
  日進月歩のコミュニケーションツールを紹介。
- **褥瘡対策**
  褥瘡治療を薬剤・寝具・食事等様々な側面から分析。
- **住宅改造**
  安全・安心な療養生活を営むための住宅改造情報。
- **人工呼吸療法**
  在宅人工呼吸療法に関する最新の研究や器具情報。
- **各種難病の最新治療情報**
  難病の最新治療情報を、研究者自らが紹介。
- **その他**
  新製品情報・患者によるコラム・催し物通知 等

「難病と在宅ケア」も発行以来10年を経過した。この雑誌を毎月心待ちにしているのは、私たちのような医療関係者だけではなく、むしろ難病に悩みながらも、果敢に病気と戦っている皆さんではないでしょうか。毎号何らかの新しいニュースに触れ、頑張っている患者さん達に出会い、明日に向けた新たな勇気が湧く、そんな雑誌である。私は創刊号から編集委員に名を連ねているおかげで、ずいぶん勉強させていただいている。

国立精神・神経センター総長　金澤　一郎

申込書

月刊「難病と在宅ケア」　□年□月号 から □年□月号 まで　□部
12冊の年間購読料12,000円（送料当社負担）

- ●ご住所
  〒
- ●お勤め先
- ●お名前とお電話番号　　　　　　　　tel.　（　　）

●お申し込みは下記の出版元へ　お電話・FAX・電子メールのいずれかの方法でお願いいたします。書籍と共に請求書をお送りいたします。

出版元: (株)日本プランニングセンター　〒271-0064 松戸市上本郷2760-2
TEL: 047-361-5141　FAX: 047-361-0931　E-mail: jpc@jpci.jp　URL: http://www.jpci.jp

日本プランニングセンターの関連発行図書案内

国立八雲病院小児科医長　石川　悠加　編著 **非侵襲的人工呼吸療法ケアマニュアル** A4判／288頁／本体4,500円 ISBN4-931197-65-5	進行性筋ジストロフィーの治療に気管を切開しない鼻マスクや口パイプ療法を取り入れている国立八雲病院の治療の実際を分かり易く紹介している。この療法の一方の雄である米国ニュージャージー医科歯科大学のJ・バック博士の手法を1990年代からわが国で普及してきた著者が今までの成果をここに集約した。
長崎大学医学部名誉教授　原　耕平　編著 **起炎菌決定と抗菌薬処方マニュアル** A5判／203頁／本体3,000円 ISBN4-931197-49-3	第Ⅰ部では、臨床家が感染症診断のための検体を採取する上での注意点、染色や培養以外の起炎菌決定法、検出菌の病原的意義について、第Ⅱ部では、近年開発の抗菌薬の説明・注意点、各種疾患や特殊病態下での感染症治療のための処方について、第一線の臨床研究家50余名が専門科領域の最新成果を詳細に解説する。
厚生省特定疾患　難病のケア・システム調査研究班　編著 **筋・神経系難病の在宅看護** B5判／262頁／本体4,200円 ISBN4-931197-50-7	第1章・難病対策と患者の実態、第2章・在宅看護の基礎、第3章・各受療期における看護、第4章・各疾患における看護、以上の4章は5年間の研究成果をまとめた理論篇。第5章・各障害における看護は、嚥下・排尿・呼吸の各難病障害に対するこの上なく、やさしいマニュアル。
名古屋市立大学消化器外科教授　真辺　忠夫　著 **まるごと一冊　膵臓の本　第二版** 四六判／232頁／本体1,500円 ISBN4-931197-67-1	膵臓のしくみから膵臓の働き、膵臓の疾患、それらに対する治療法までを網羅した、膵臓の全てがこれ一冊で理解できる本。膵臓に関する臨床医学の第一人者が豊富なイラスト、グラフにいたるまで、全て書き下ろした、一般人に最適な解説書。
国立国際医療センター部長　赤塚　宜治　著 **まるごと一冊　心臓の本** A5判／218頁／本体1,429円 ISBN4-931197-66-3	現時点で成人がかかりやすい循環器疾患について、1．その病態をなるべく基本からわかるように正常な構造と働きを述べ、2．それぞれの病気の時の病態をわかりやすく述べ、3．その状態をどのような方法で把握し、4．その病態に対しての治療がどのような考え方で選択されるかをわかりやすく述べている。
虎の門病院消化器科部長　熊田　博光　著 **まるごと一冊　肝臓の本** 四六判／252頁／本体1,429円 ISBN4-931197-64-7	肝臓病の診療に最も定評のある虎の門病院の、肝臓病の最高責任者が、最新治癒データをフルに開示して書き下ろした本。肝臓のしくみと働き、種々の検査、主な病気をていねいに解説し、特にウィルス性肝炎と肝ガンについては診断から治療までを詳述している。
島根医科大学教授　小林　祥泰　著 **まるごと一冊　脳の本** 四六判／210頁／本体1,456円 ISBN4-931197-47-7	21世紀は脳の研究が解明される時代と言われている。本書は、現時点の最新かつ最高の脳の臨床医学の状況を、一般人や在宅療養者・家族にも理解出来るように書き下ろした。脳の形態と機能、神経伝達の仕組み、脳の画像診断法、病気とその治療法などについて解説。
前東京都立保健科学大学学長　米本　恭三 東京慈恵会医科大学教授　宮野　佐年　共著 **在宅リハのノウハウ** 菊判／212頁／本体1,456円 ISBN4-931197-22-1	在宅でのリハビリを誤りなく行うには？継続するには？の助言から、脳卒中リハビリを中心に日常動作、機能訓練、言語訓練、関節リウマチ、腰痛、頸椎症、肩痛、膝痛の各リハビリ、また、和室・洋室内でのリハビリ体操まで、在宅でのリハビリのための指南書。
国立公衆衛生院成人病室長　上畑　鉄之丞　著 **過労死の研究** B5判／190頁／本体2,913円 ISBN4-931197-34-5	「過労死」の名付け親が書いた本！ストレス研究の第一人者が20年間の研究成果を集大成し、過労死のメカニズムとその予防、補償問題まで言及した力作。医療関係者はもとより法律関係者・労働組合・行政関係者の必読本。『朝日』『毎日』『東京』『北海道新聞』など各紙上に取り上げられて大好評。
東京女子医科大学名誉教授　鎮目　和夫 西村医院院長　西村　文夫　共編 **安らかな死を考える** A5判／280頁／本体1,748円 ISBN4-931197-27-2	高齢化社会を迎え、医学・医療技術の発達や病院施設の充実も加わって、誰もが「自分の臨終は、どう幕を引くべきか？」を考慮しなければならなくなった。38名の各界有識者がみずからのラストステージは、どうありたいか、を綴ったタイムリーな本。
東京女子医科大学学長　吉岡　守正 東京女子医科大学教授　鈴木　忠　共編 **死の医学・臨床必携** B5判／196頁／本体2,913円 ISBN4-931197-33-7	第1部・死の医学篇、第2部・死をめぐる看護、第3部・死をめぐる諸問題、にわかれ、日夜、患者さんの死に直面するナースやホスピス、宗教関係者のために、「死の定義」から「死の看護」まで、人間の死に関する全ての領域について記述した前人未開拓分野のハンドブック。

（定価は本体プラス消費税）